Sexperimentando

Prácticos
Sexualidad y Pareja

Nayara Malnero

Sexperimentando

Todo lo que no se atrevieron a contarte:
aprende y disfruta

Planeta

PEFC Certificado

Este libro procede de bosques gestionados de forma sostenible

PEFC

PEFC/14-38-00305 www.pefc.es

Avda. Diagonal, 662-664, 08034 Barcelona (España)
www.planetadelibros.com

Diseño e ilustraciones del interior: © Diego Carrillo
Diseño de la cubierta: Booket / Área Editorial Grupo Planeta
Ilustración de la cubierta: Shutterstock
Primera edición en Colección Booket: septiembre de 2024

Depósito legal: B. 13.423-2024
ISBN: 978-84-08-29231-9
Impresión y encuadernación: CPI Black Print
Printed in Spain - Impreso en España

Biografía

Nayara Malnero es psicóloga, sexóloga clínica y *sex coach*, además de estudiante de Pedagogía. Actualmente trabaja como comunicadora en salud, educadora sexual y terapeuta. Dirige la comunidad *online* Sexperimentando y el centro sanitario Nayara Malnero en Gijón. Es presidenta de AETS (Asociación de Terapia Sexual y *Sex Coaching*) y miembro de: SEC (Sociedad Española de Contracepción), AES (Asociación Española de Sexología) y ASTURSEX (Asociación Asturiana de Sexología). También es autora del libro *Sexo a distancia: 50 ideas, juegos y trucos para seguir disfrutando* (Lunwerg Editores, 2020) y colaboradora del programa *Saber Vivir* de TVE.

A mi familia, a las amazonas, a mis amigos y,
sobre todo, a todos los seguidores que día a día
aportan un valor incalculable llamado ilusión

Índice

Prólogo

Por Carlos de la Cruz

Un libro es una muy buena noticia. Pero un libro de sexualidad para jóvenes lo es más aún. Es una excelente noticia. Y es que, a pesar de que pasan los años y de que la sexualidad, poco a poco, va dejando de lado silencios, tabúes y prejuicios, todavía sigue haciendo falta escribir sobre ella. Aunque es probable que, por mucho que se escriba, siempre siga haciendo falta.

La sexualidad es un terreno que, como se podrá comprobar en este libro, no se reduce a lo que sucede en los genitales, ya sean de hombre o de mujer, o entre ellos. Tampoco a lo que ocurre encima de una cama entre dos personas. La sexualidad va mucho más lejos. De los genitales a todo el cuerpo, del hombre y la mujer a los hombres y a las mujeres en plural, cada uno con sus matices y sus peculiaridades. Del mismo modo, las relaciones sexuales no se limitan al coito, por eso este libro asume que las relaciones empiezan, generalmente, vestidos, y que de ellas participan tanto las emociones como toda la piel.

Por todo ello, *Sexperimentando* transita desde el desarrollo sexual y el autoconocimiento hasta la autoestima y la seguridad en uno mismo. Por eso propondrá que las relaciones solo sean consideradas como tales si son igualitarias y están enmarcadas en el buen trato, lo que ha de significar también saber evitar los riesgos. Es decir, que este libro comparte conmigo los objetivos de «aprender a conocerse, a aceptarse y a expresar la sexualidad de modo satisfactorio», que quien me conoce me ha oído repetir tantas veces al hablar de educación sexual.

¿Es este libro igual a otros parecidos? La respuesta es no. Desde luego la personalidad de la autora ya lo hace diferente a cualquier otro. Nayara Malnero no renuncia a seguir aprendiendo, y eso la sitúa en muy buen lugar para poder aprender de ella. Creo, además, que su profesionalidad y capacidad para comunicar está fuera de toda duda.

Por otra parte, pudiera parecer que muchos de los temas o de las preguntas resultan conocidos, aunque quizá no tanto. Los tiempos han cambiado y los jóvenes, chicos y chicas, no son exactamente iguales a las generaciones anteriores. Es decir, que nunca son las mismas preguntas aunque lo parezcan y, por consiguiente, no deberían darse siempre las mismas respuestas. Los jóvenes, aunque siempre tengan la misma edad, siempre son distintos. Sin embargo, los profesionales de la sexología, que sí vamos cumpliendo años, a veces no nos queremos dar cuenta. Nayara, por edad, no puede caer en esa trampa y, en consecuencia, *Sexperimentando* sí que corresponde a estos tiempos.

Además, el libro trata de evitar uno de los errores más frecuentes en la educación sexual: llegar tarde. Con demasiada frecuencia, solo se recurre a la educación sexual cuando se supone que hace falta, lo que significa que ya es demasiado tarde. Por eso, es habitual que este tipo de libros se aconsejen como lectura para quienes andan preocupados con algo relacionado con el tema. Pues bien, *Sexperimentando* se propone en positivo, como lectura para todos y todas, desde el convencimiento de que quien más conoce menos se preocupa. Con el deseo de que llegue a las manos de quien quiera aprender y no solo de quien necesite resolver problemas.

En esa misma dirección, el libro puede ser una buena herramienta también para padres y madres y profesionales de distintos ámbitos. No olvidemos que la educación sexual es una tarea compartida y que cuantos más estemos en la misma sintonía, mejor será para todos y todas. Al fin y al cabo, todos deberíamos compartir los objetivos antes mencionados.

Empezaba diciendo que en la actualidad hay menos silencios, tabúes y prejuicios que hace unos años. Y una de las razones son los libros como *Sexperimentando*. Por eso hoy toca dar las gracias a Nayara Malnero por su contribución.

Carlos de la Cruz
Director del Máster en Sexología UCJC
Responsable de Igualdad y Juventud del Ayuntamiento de Leganés (Madrid)

Capítulo 1

La charla sobre sexo (no) ha llegado

La charla sobre sexo (no) ha llegado

No temas, te vas a librar. ¿Sabes a lo que me refiero? Claro que sí, a la famosa charla sobre sexo. Por razones aún desconocidas, llega un día en el que los padres de todo adolescente se despiertan con la imperiosa necesidad de hablar con nosotros. Si somos chicas, suele ser nuestra madre; si somos chicos, nuestro padre. Casi nadie se escapa.

No todos se atreven; ya sabes, uno no siempre se defiende bien hablando de «ciertos temas». Pero yo aún recuerdo ese momento, cuando me soltaron de repente aquello de «ha llegado el momento de hablar de sexo». ¿Cómo? ¿Por qué? ¿Tiene que ser ahora? ¿Así, en frío, sin preámbulos?

Quieren hablar contigo, pero no del tiempo ni de tu futuro profesional (cosa que es mejor dejar de lado por el momento...). No, lo que pretenden es hablar de sexo, y lo peor de todo es que no tienen ni idea de cómo empezar.

No es que tú tengas una enorme experiencia, pero al menos sí sabes que si algo te incomoda es sencillamente mejor no hablarlo..., y a la larga evitarlo no es de gran utilidad. Pero ellos insisten, erre que erre, ya sabes lo pesados que pueden llegar a ser... Aunque quizá lleven razón y este tema sea más importante de lo que piensas o, al menos, puede que aún te queden cosas interesantes por aprender.

Al menos, ahora puedes leer a tu ritmo, volver una y otra vez sobre tus dudas y, lo mejor de todo, para leerlo no necesitas una buena señal wifi (aunque te aseguro que te vendrá muy bien más adelante).

Si te apetece, nos ponemos manos a la obra y, así, cuando algún adulto se atreva a acercarse para darte «la charla», serás tú quien le dediques una *masterclass*. ¿Te vienes?

Verás que todo el rato hablo en masculino, es solo para generalizar y facilitar la lectura, porque siempre me refiero tanto a chicos como a chicas a la vez. A lo largo del libro te encontrarás con algunos apartados pensados para ellos y otros pensados para ellas, pero te adelanto una cosa: el ser humano es muy cotilla y quiere saber de todo, así que... ¡no te cortes y lee!

Qué es eso del sexo: concreto y sencillo

Escuchamos hablar sobre el sexo muchísimas veces al día y siempre en contextos diferentes, no sé si te habrás dado cuenta. Para no hacernos el lío e ir directamente al grano, coge tu cartera y saca tu DNI.

¿Ves lo que pone?

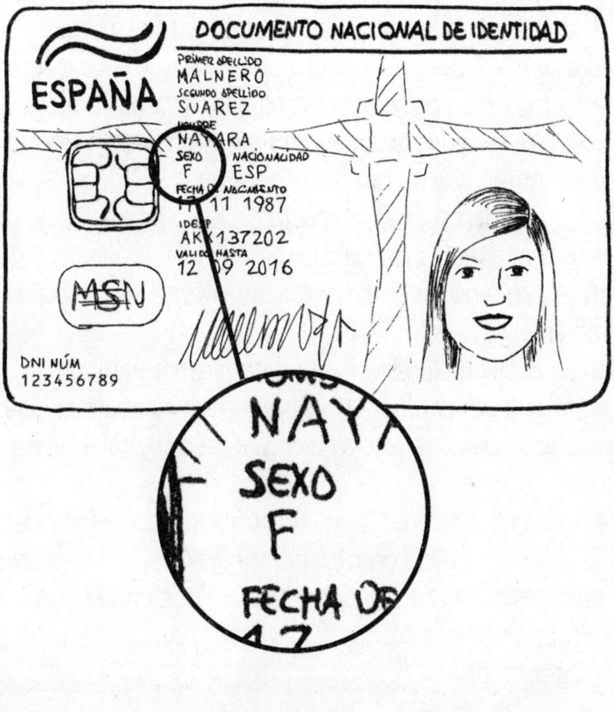

Más claro, el agua. Ahí pone «SEXO» y, debajo, una F de «femenino» o una M de «masculino». Ya está, no hay que darle más vueltas, el sexo es lo que somos: hombres o mujeres.

Eso sí, el problema llega porque, como ya te habrás percatado, hombres y mujeres somos muy diferentes y comunicarnos entre nosotros no siempre resulta sencillo. «Los chicos siempre piensan en lo mismo» y «Las chicas son unas pesadas» son frases típicas, ¿verdad?

Pues bien, chicos y chicas no solo nos comunicamos a diario, sino que nos necesitamos los unos a los otros, somos uña y carne, imprescindibles. ¡Ojo! No solo me estoy refiriendo a las relaciones sentimentales, hablo de mucho más, porque, de hecho, muchísimas parejas en el mundo no están compuestas necesariamente por un hombre y una mujer. En la variedad está el gusto.

A lo que me refiero es a que, a pesar de nuestras diferencias, hombres y mujeres nos relacionamos dentro y fuera de las sábanas. Eso sí, te aseguro que debajo de estas existen unos temas muy interesantes que quiero tratar contigo.

Pero, antes de eso, sigamos aclarando un poco más de qué va todo esto. Ya sabemos que el sexo es algo que somos, algo que nos define y que no elegimos voluntariamente, es biológico. Pero ¿es también algo más?

Claro que sí, la expresión «practicar sexo» significa algo y no tiene nada que ver con nuestro DNI. El sexo también es algo que se hace, que se practica a solas o en pareja, dependiendo de cómo lo definas.

Masturbarse es tener sexo con uno mismo, masturbar a tu novio/-a es tener sexo con otra persona. A veces me preguntan cómo saber en qué punto algo es «sexo». Por ejemplo, ¿una caricia es sexo?, ¿un beso es sexo?, ¿solo es sexo cuando entran en juego nuestros genitales?

Lo más evidente, sin duda, es esta tercera opción, pero yo diría que no se ajusta a la realidad. Tener sexo es algo muy relativo y, por supuesto, no está relacionado obligatoriamente con «meterla».

Lo que nos resulta sensual, erótico o excitante es diferente para cada uno de nosotros. Por eso, definir en qué momento algo se convierte en «sexual» es difícil. Las parejas que se enrollan en un banco del parque ¿están teniendo sexo? Yo diría que sí...

Por último, seguro que también habrás podido escuchar la expresión «me pica el sexo» o algo parecido. Aunque ahora está más en desuso, aún se utiliza la palabra «sexo» para hablar de los genitales.

A donde quiero llegar es a que, aunque el sexo realmente nos hace hombre o mujer, acabamos utilizando esta palabra con muchos significados. Eso sí, y para que te quede claro a partir de ahora, puesto que ya sabes su verdadero origen, recuerda que la educación sexual no significa «educación para las relaciones sexuales» y que sexología no significa «ciencia del folleteo». No soy una follóloga, relájate.

Además, según vayamos avanzando en la lectura, te animo a que tengas a mano un lápiz o boli y un teléfono móvil con lector de códigos QR y acceso a internet. Encontrarás actividades (pocas, no te asustes) para rellenar y códigos para escanear y acceder a videotutoriales. ¡Seguro que te lo vas a pasar bomba! ¿Vamos a por ello?

Aclarados estos conceptos, ya podemos seguir adelante en materia de sexología y educación sexual. Te aseguro que esto va a ser guay.

¿Por qué tanto interés en el sexo?

Como te comentaba al principio, la gente se pone especialmente pesada con los temas relacionados con el sexo y, como tú bien sabes, casi siempre se trata del sexo que se hace, el que se practica.

¿Te preguntas por qué? Bueno, esto es algo que no nos enseñan en la escuela, pero el sexo que se practica y el contacto íntimo de las personas es una necesidad básica del ser humano. Sí, como lo lees.

Evidentemente, es mucho más necesario respirar y beber agua, pero el hecho de tener relaciones sexuales (insisto de nuevo, no me refiero a «meterla», aunque también podría ser) es una de las necesidades más imperiosas de las personas.

Si «la fe mueve montañas», el sexo ni te cuento. Fíjate en la publicidad: las colonias, los coches, las bebidas... La mayoría de los anuncios hacen alguna alusión directa o indirecta a la sexualidad, ya sea con cuerpos explosivos o con actitudes provocadoras.

El sexo vende porque capta nuestra atención. El mero hecho de tentarnos con él hace que seamos más receptivos, en este caso, a comprar.

Por otro lado, hay que tener una cosa en cuenta, y es que todos estos temas en relación al sexo son poco menos que una novedad social. Sí, sí, no hace tanto que hablar de sexo estaba censurado, existían leyes que prohibían o complicaban muchas cosas y sentirse libre, directamente, era algo impensable.

Haz la prueba, pregunta a tus abuelos si podían darse besos en público o a tus padres si en el instituto alguien se reconocía abiertamente como gay o lesbiana. Era casi imposible, si no ilegal, y por eso las libertades de las que hoy disfrutamos son tan asombrosas para los mayores.

En cuanto a la información sobre sexo, la que tuvieron tus padres no fue ni una cuarta parte de la que tú dispones hoy. Y en cuanto a la información que tuvieron tus abuelos... «¿Qué? ¿Educación sexual? ¿Eso que dices qué es?» Contar entonces con un libro sobre este tema y poder leerlo con total libertad hubiese sido todo un lujo, ¿no crees?

Por último, nos encontramos ante un fuerte tema moral. ¿Sabes a qué me refiero? A lo que está bien o mal visto, a lo que se debe o no hacer, a las cosas por las que te critican los demás... Nada tiene que ver la moral de ahora con la de hace unas pocas décadas.

A nuestros abuelos les enseñaron cosas como «no está bien que te vean acompañada cada día de chicos diferentes, podrían pensar que eres un poco fresca» o «masturbarse es malo porque te salen granos». Que nuestros abuelos se lo hayan creído vale, pero ¿por qué muchos de nosotros lo seguimos creyendo?

Lo peor de las prohibiciones y de lo que creemos «fuera de la norma» es que se vuelve doblemente tentador. Basta que tus padres te pongan las once de la noche como hora tope de llegada... para que una necesidad imperiosa de llegar a las once y media se apodere de ti. Y así nos sucede a todos, basta que nos prohíban salir con ese/-a chico/-a... para que nos guste aún más.

Realmente, en materia de sexualidad no hay nada que esté bien o mal por sistema, todo depende de cómo nos haga sentir y de si hacemos daño a alguien con ello. De hecho, me atrevería a decirte que casi todos nuestros miedos tienen poco sentido, pocas «cosas malas» existen en el sexo, sencillamente porque es algo propio de los seres vivos que nos ha dado la naturaleza.

Otro tema diferente es que nuestros actos, si no se llevan a cabo con cierta responsabilidad, puedan tener consecuencias catastróficas. Pero eso es un tema que trataremos más adelante y que es muy fácil de evitar con dos dedos de frente, es decir, pensando un poco en lo que hacemos, y algo de información.

Y a mí ¿qué me interesa?

Evidentemente, me resulta imposible adivinar cuáles son tus intereses, qué te gusta o qué deseas, ¡pero voy a jugármela!

- Me la juego a que te interesa despejar tus dudas sobre muchas palabras que la gente utiliza a la hora de hablar de sexo y no tienes ni idea de a qué se refieren, ¡si casi ni te atreves a preguntar!
- Me la juego a que te interesa aprender a acercarte a esa persona que te gusta sin que te tiemblen las piernas, ¿y a quién no?
- Me la juego a que quieres aprender más sobre sexo, sobre las relaciones sexuales y sobre cómo se hacen y se disfrutan. ¡Hay que estar enterado!
- Me la juego a que te interesa saber cómo es realmente tu cuerpo y el del sexo opuesto, ¡hay mucho más misterio del que sospechas!
- Me la juego a que tienes muchísimas dudas sobre cuándo una mujer se puede quedar embarazada y cómo evitarlo sin complicarte la vida (los dos sabemos que tarde o temprano te va a ser necesaria esta información).
- Me la juego a que también tienes muchísimas dudas sobre tu físico, cómo cuidarte, cómo reacciona en distintos momentos y cómo evitar «percances» (tú ya me entiendes).

- Me la juego a que deseas aprender a conseguir lo que quieras de tus padres y que te dejen de dar la tabarra con eso de que «aún eres muy pequeño para...» (no hago magia, pero puedo enseñarte unos trucos realmente buenos).
- Me la juego a que quieres comprender mejor qué es lo que sientes y lo que te pasa por la cabeza con todos estos temas de la sexualidad, y es que, cuando algo es nuevo, todos nos sentimos perdidos.
- Me la juego a que quieres dejar de sentir la sensación de inseguridad y los nervios que te agobian al encontrarte con estos temas, por eso la información es tan importante.

¿A que he acertado en algunos de ellos? ¡Reconoce que sí! Al menos, yo me sentía así cuando tenía tu edad.

Capítulo 2

Hola, cuerpo… ¿Qué te pasa?

Hola, cuerpo... ¿Qué te pasa?

Dicen que a los adolescentes no hay quien los soporte, que estáis en un periodo de cambios y que es imposible tratar con vosotros. Pero ¿qué quieren? Tus intereses han cambiado, tu grupo de amigos también y todo esto sin mencionar tu propio cuerpo. Pelos por aquí, granos por allá... ¡Crecen cosas por todos lados! ¿Qué es esto?

¡Calma! ¡Que no cunda el pánico! Todo lo que sucede es normal, el único problema es que no te han explicado cómo sería lo que iba a ocurrir de ahora en adelante. Este capítulo está pensado para que entiendas todos los cambios que estás viviendo y que vivirás en los próximos años (no lo dudes, nadie se escapa) y está dividido en dos partes: la de los chicos y la de las chicas.

Te propongo un juego. Es lógico que quieras ir directamente a la parte que te interesa y que el desarrollo del otro sexo (las chicas si eres chico y los chicos si eres chica) te importe mucho menos, pero me gustaría ponerte a prueba.

Antes de la sección «¿Qué ocurre en el cuerpo de los chicos?» encontrarás un pequeño test, se trata de un juego en el que vamos a comprobar cuánto sabes. Después podrás seguir leyendo y, finalmente, comprobar si estabas en lo cierto o no. Y, cómo no, haremos lo mismo antes de la sección «¿Qué ocurre en el cuerpo de las chicas?».

Resulta mucho más fácil acertar las preguntas que se refieren al sexo al que pertenecemos, es totalmente normal. Para eso estamos, ¿no? Te aseguro que todas las cuestiones y curiosidades que encontrarás aquí te serán de gran interés y utilidad ahora y en el futuro.

Pero, antes de eso, debes saber qué aspectos comunes incluye el desarrollo sexual y/o la pubertad tanto en los chicos como en las chicas. En muchas culturas hay ritos o tradiciones que marcan la separación entre ser un niño y convertirse en un adulto, pero no ocurre así en la nuestra.

En algunas sociedades, los adolescentes acuden a un ritual en el que se consumen sustancias alucinógenas, salen de caza con los adultos, se hacen modificaciones corporales (tatuajes y otras marcas, pendientes...) o se celebran fiestas que marcan el momento en que se convierten en adultos. La fiesta de los quince años, por ejemplo, está sumamente extendida en los países de Latinoamérica y es el ritual de este tipo más cercano para nosotros.

En la cultura que nos rodea, sin embargo, el momento clave que marca cuándo somos adultos es al alcanzar la mayoría de edad legal, pero antes de cumplir los dieciocho años... ¡cuántas cosas ocurren! Primero llega el conocido «estirón» con el que, de repente, pasas a medir unos cuantos centímetros más. Después, aparece vello donde no lo esperabas y también es muy habitual, por desgracia, que el acné haga su aparición.

Hasta hace nada el sexo y las relaciones amorosas eran algo sin importancia para ti, ¿verdad? También lo eran el horario de entradas y salidas, y las libertades para vestir, sentir y opinar como te apetezca. Si te das cuenta, han cambiado muchas cosas en poco tiempo.

TEST
El desarrollo de los chicos

Ya no eres quien eras hace dos o tres años y, ahora, ha llegado el momento de demostrar cuánto sabes sobre los chicos o sobre ti mismo.

1. La barba de los chicos aparece en torno a los...

a.- 12 años.
b.- 17 años.
c.- Depende del chico y de su ritmo de desarrollo.

2. El deseo sexual de los chicos hacia las chicas...

a.- Siempre es mayor que el de las chicas hacia los chicos.
b.- Es menor porque al inicio de la adolescencia están más despistados.
c.- Depende de cada chico, a algunos ni siquiera les interesan las chicas.

3. Los espermatozoides de los hombres...

a.- Siguen un proceso de fabricación constante.
b.- Ya están todos fabricados a la hora de nacer, como en las mujeres.
c.- Se fabrican cuando el hombre quiere ser padre.

4. La altura de los chicos...

a.- Normalmente siempre es mayor que la de las chicas.
b.- Suele haber unos años en que es menor que en las chicas, y luego se «recupera».
c.- Es mayor si practican deportes como el baloncesto.

---

5. Algunos eyaculan sin querer mientras duermen porque...

a.- Están salidos, es lo propio de la edad.
b.- Se masturban poco y luego tienen sueños eróticos.
c.- Es un proceso normal y les ocurre a casi todos.

---

6. Los cambios en la voz del hombre...

a.- Son totalmente normales al inicio de la pubertad.
b.- Son debidos a que nadie les ha enseñado a vocalizar correctamente.
c.- Ocurren cuando comienzan a consumir alcohol.

---

7. Los chicos se empalman con facilidad porque...

a.- Como están tan salidos siempre tienen erecciones.
b.- Es mentira, lo hacen a propósito.
c.- La erección es un reflejo que no siempre es sencillo controlar.

Soluciones: El desarrollo de los chicos
1. c; 2. c; 3. a; 4. b; 5. c; 6. a; 7. c

¿Qué ocurre en el cuerpo de los chicos?

¿Qué tal ha ido el test? ¿Te ha resultado difícil? ¡Espero que no! Como ves, los cambios corporales en los hombres, aunque son menos llamativos que en las mujeres, también son complicados.

¡Vale, lo retiro! Menos llamativos... hasta que te sale un gallo y quedas en ridículo delante de toda la clase, cosa muy habitual. Hay chicos a los que la voz les cambia muy rápido y otros a los que les cuesta un poco más, esto es totalmente normal.

En realidad, el desarrollo de cada persona es totalmente individual. Si te has fijado, no existen dos personas iguales, ni siquiera los gemelos, siempre hay alguna diferencia. Por eso, cada uno tenemos un desarrollo diferente, propio, a nuestro ritmo y siempre poco a poco.

Verás que a algunos compañeros ya les ha salido barba y a ti no, o que algunos aún miden mucho menos que las chicas de su clase. Es normal y, aunque a veces te llene de complejos, debes saber que solo es una etapa de cambio por la que hay que pasar.

Volviendo al tema del cambio de la voz, a los chicos les ocurre cuando, debido a la adolescencia, sus niveles de testosterona (la hormona típicamente masculina) empiezan a aumentar. Eso hace, poco a poco, que la espalda se ensanche y la altura sea mayor a la de las chicas, pero también que nazca pelo en el pubis, las axilas y la cara (cuando no en algún sitio más...), y la voz se vuelva ronca.

Probablemente notes cambios en la zona de la garganta, que se ensancha y crece al igual que el resto de tu cuerpo. La conocida «nuez de Adán» es precisamente la protuberancia que te saldrá, en mayor o menor medida, en esa zona mientras tu voz cambia. La garganta también crece en las chicas, pero no tanto, y por eso su voz no suele ser tan grave ni tienen nuez.

Dominar tu voz durante este tiempo de cambios (que, para tu tranquilidad, te adelanto que solo suele durar unos meses) te va a ser muy difícil, tómatelo con calma. Generalmente ocurre entre los once y los quince años de edad, aunque puede ser antes o después; ya sabes, cada uno a su ritmo.

En esa época, por si fuera poco, también empezarán a salir los «pelillos inesperados». Es normal que su crecimiento no sea igual en todas las partes del cuerpo y que, por ejemplo, si te empiezan a salir en la cara, tengas «calvas». Puedes preguntarle a cualquier adulto si tenía la misma cantidad de pelo con quince años que a los veinte o los treinta. Comprobarás así que los cambios no acaban con la adolescencia.

Más pelos en las manos, pies, pecho, espalda, culo, pubis..., todo eso es normal. Hay chicos a los que les nacerá mucho pelo y otros a los que no. Cuando vayas a la playa o a un vestuario, fíjate en lo diferentes que son los hombres entre sí en este sentido.

Si sigues fijándote, verás que la altura, la complexión, las formas del cuerpo..., ¡todas son diferentes! Aun así, la mayoría de los hombres son más altos, robustos y fuertes que la mayoría de las mujeres (existen excepciones, claro está). Por eso, no temas: aunque ahora las chicas de tu clase sean más altas que tú, es muy probable que pronto ocurra lo contrario.

En los primeros cursos de la ESO es muy frecuente que sea así sencillamente porque las chicas «pegan el estirón» y se desarrollan antes, pero pronto llegará el turno de los chicos. Como ellas están más desarrolladas, es lógico que comiencen a interesarse antes por los chicos y, si los de su misma edad no están igualmente desarrollados, es fácil que las chicas se fijen en otros mayores.

Si te gusta una chica de tu clase y te dice que «aún eres muy pequeño» aunque vuestra edad sea la misma, ahora ya tienes una explicación. Ellas llevan ventaja, pero solo por el momento, que no se lo tengan tan creído...

Como te contaba antes, la testosterona es la principal hormona del hombre y, como tal, también está implicada en la sexualidad de los chicos. Si eres chico, la testosterona influye en tus deseos, tus pensamientos y tus cambios corporales en este sentido.

Una expresión habitual es «los chicos siempre piensan en lo mismo» o «es que los chicos están salidos». ¡No, no es eso! El problema es que ellos están hasta arriba de testosterona en ese momento y las chicas no. No eres peor persona por pensar más en el sexo ni mejor por no masturbarte, por ejemplo.

Ir de santurrones solo sirve para quedar bien a corto plazo, a la larga se te verá el plumero. Todas las personas, hombres y mujeres de todas las edades, pensamos y nos interesamos por las relaciones íntimas. Con esto no quiero decir que vayas por la vida como una «cabra loca», ¿vale?

Hay épocas de nuestra vida en las que nos apetece más y otras en las que nos apetece menos, sencillamente. Como adultos, también hay veces que nos apetece tener «sexo salvaje» y otras que preferimos «los mimitos». Con el tiempo, comprobarás que no me equivoco.

Por eso, en esta época en la que el deseo y los pensamientos «van a su bola», es lógico que tu cuerpo reaccione, a veces cuando menos te apetece e incluso de formas inesperadas.

Sí, te estoy hablando de las erecciones. ¡Qué gran ventaja tienen las chicas en este sentido! Hay muchos hombres equivocados pensando que la erección es un proceso que uno elige, que tú le dices a tu pene «¡arriba!» y este responde..., pero no es así y tu pene pasa de ti.

La erección es un reflejo que solo se puede controlar más o menos, como haces, por ejemplo, al retirar la mano cuando te quemas con un plato caliente. Ni siquiera los adultos más experimentados controlan al cien por cien sus erecciones y, por ello, es lógico que quizá un día, sin venir a cuento y sin previo aviso, se anime y... ¡¡tachááááán!!

Te preguntarás cómo es un pene, entonces, para que reaccione de esta manera. Al contrario de lo que muchos creen, el pene no es un músculo, sino que es un conjunto de «cuerpos de carne», por llamarlos de alguna manera.

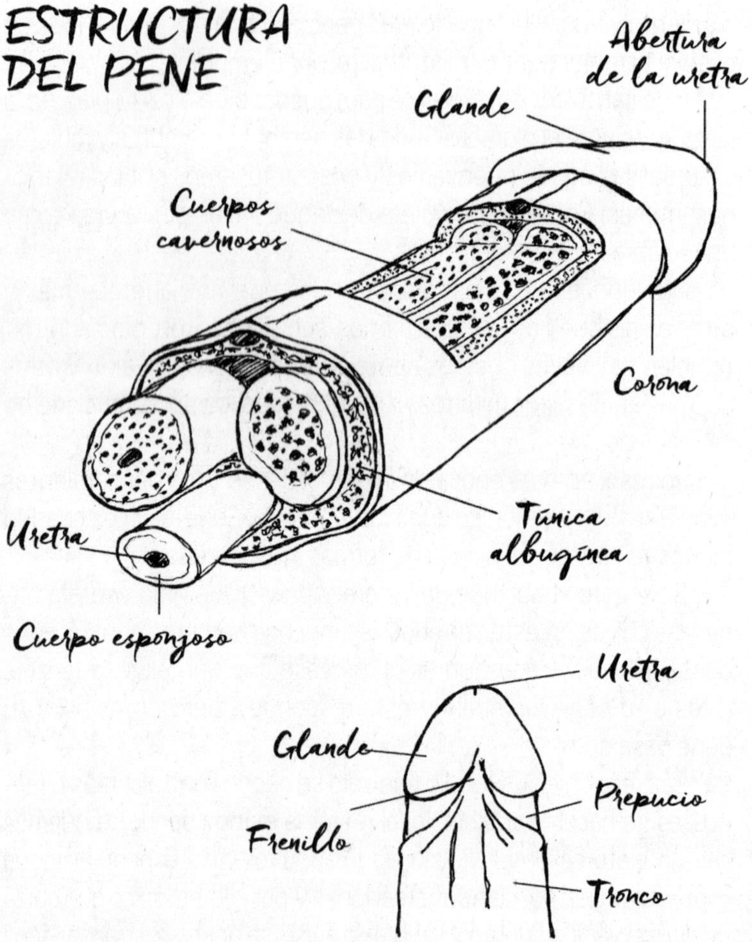

Los genitales externos —que se pueden ver a simple vista— de los chicos son el pene y los testículos. En el pene, concretamente, se puede distinguir el glande (lo que viene a ser la punta) y el tronco.

El glande es la zona más sensible del pene y en la que se concentra más placer. En él se encuentran la uretra —el orificio por donde sale la orina—, el frenillo y el prepucio.

El prepucio es el pliegue de piel que recubre el glande y es móvil, se desplaza hacia arriba o hacia abajo cuando lo tocamos o cuando el pene está en erección. El frenillo, por su parte, es el hilito de piel que une el prepucio con el resto del pene.

Por dentro, el pene tiene una parte de tejido eréctil (que aumenta su tamaño) llamado «cuerpo esponjoso». Este tejido rodea la uretra e impide que un hombre pueda orinar y eyacular a la vez. De hecho, ¿te has dado cuenta de lo difícil que es orinar cuando uno tiene una erección? Esto les ocurre a muchos chicos por las mañanas y es totalmente normal.

El pene también está formado por los «cuerpos cavernosos», unos tejidos que parecen cavernas —o más bien esponjas— que se llenan de sangre y provocan las erecciones. Que estos tejidos se llenen o no de sangre no se consigue porque uno quiera voluntariamente, por eso la erección no es tan controlable como algunos creen.

Y en cuanto al tamaño y la forma del pene, ¿qué te puedo contar? No todos los penes son iguales; al contrario, todos son diferentes. Más o menos largos, más o menos gruesos, más o menos curvados..., ¡pero todos bonitos y normales!

Hay una obsesión muy generalizada entre los hombres con el tamaño y, desde ya, te animo a olvidarte de ella. Ni para orinar, ni para dar o recibir placer, ni para sentirse más o menos hombre hace falta medírsela y que el resultado sea una cifra muy alta. Te contaré un secreto: las chicas estamos hartas de los chicos que se sienten unos machotes por decir que «la tienen muy grande».

No es que tenga inconveniente en que te la midas, para nada, haz lo que quieras, ¡es tu cuerpo! Pero no uses los centímetros como argumento ni para sentirte mal ni para sentirte bien, porque te estarías equivocando. Y, para que te quede claro, mira este videotutorial sobre la importancia del tamaño del pene:

01 **Importancia del tamaño**

Con el grosor ocurre lo mismo y con las curvaturas también. Que el pene sea curvado es totalmente normal: hacia los lados, hacia abajo, hacia arriba... Solo cuando estas curvaturas son muy exageradas y provocan molestias podría existir un problema. De no ser así, ¡todo normal!

Existen tantas formas de pene que, como ya sospecharás, detallarlas todas sería imposible (exacto, cada hombre tiene la suya). No obstante, el siguiente código QR te llevará a una breve clasificación de los principales en función de cómo es su glande y su tronco.

02 **Tipos de pene**

¿Tienes más clara ahora la anatomía del pene y el porqué de las erecciones? Bueno, pues a lo que iba. Soy consciente de lo incómodo que puede resultar una erección en un momento inoportuno, y lo difícil que resulta disimularla. ¿Qué hacer si ocurre? Tan solo te animo a

TIPOS DE PENE

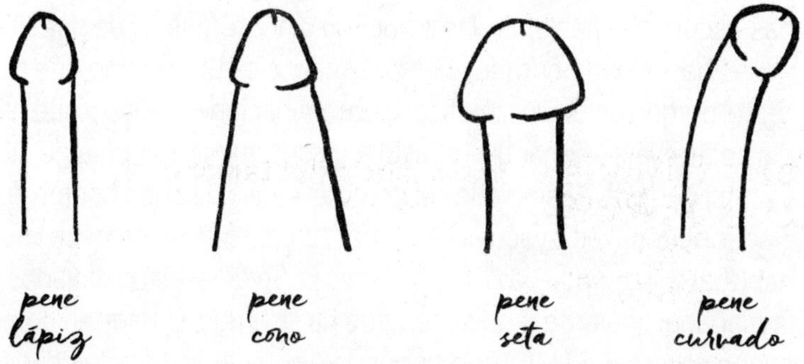

que en esos momentos intentes actuar con naturalidad y pensar en cosas menos «agradables» (tú ya me entiendes). Si la tía más buena de la clase sale a la pizarra, si te cuentan un chiste verde, si de repente pasa porque sí..., lo siento, ¡ha sucedido! Tómatelo con humor.

Que sepas que, en las distancias cortas, esta «falta de control de reflejos» lleva a algunos chicos a eyacular cuando una chica les besa las primeras veces o viendo una determinada escena, sin ni siquiera tocarse. ¿Por qué? De nuevo por lo mismo, porque son reflejos que se aprenden a controlar con la experiencia, poco a poco.

En nuestra sociedad suele dársele mucha importancia a la erección del hombre ya que normalmente se considera que, gracias a ella, «se culmina la función original del aparato reproductor masculino: la fecundación». Como supondrás, esto es una auténtica chorrada porque ¿acaso quieres fecundar ahora a alguien? ¡Menuda se iba a liar!

Claro que no, además, es importante que sepas que no es necesaria la erección para que haya eyaculación, y que también es posible que tengas una erección pero no acabes eyaculando. Del mismo modo, el hombre es capaz de eyacular sin tener un orgasmo y de tener orgasmos sin eyacular. ¡Menudo lío! Pues sí, pero es que todo es posible.

Respecto a esto último y hablando de eyacular, apuesto a que has escuchado hablar de las poluciones nocturnas (si es que aún no las has experimentado). Personalmente es un término que detesto, porque polución significa «contaminación» y espero que nadie se atreva a afirmar que eyacular y contaminar tienen algo que ver. Así que voy a cambiarles el nombre: eyaculaciones nocturnas.

Continúo. Las eyaculaciones nocturnas son un proceso muy habitual e incómodo para muchos chicos. Se despiertan mojados a la mañana siguiente y no saben qué ha ocurrido, si han tenido un sueño guarro o si ha bajado Venus, la diosa del amor, a saludarles a las tres de la madrugada.

¡Nada de eso! Eyacular y/o tener un orgasmo son dos reflejos diferentes, como te trataba de explicar antes. Por eso, eyacular durante el sueño no tiene nada que ver con pensar en sexo antes de acostarse, tener sueños eróticos ni otras explicaciones absurdas que podrán darte por ahí.

Por supuesto que los estímulos eróticos pueden hacer que aumenten tus probabilidades de eyacular, pero, desde luego, no son su explicación. Los espermatozoides del hombre se producen constantemente en su cuerpo. A diferencia de las mujeres, que ya nacen con todos sus óvulos, los hombres fabrican su gametos todo el tiempo («gameto» es el término científico para hablar de las células sexuales, es decir, los espermatozoides en los chicos y los óvulos en las chicas).

Si los espermatozoides no se liberan mediante la eyaculación (sí, para liberarlos hay que masturbarse o tener relaciones sexuales, tema en el que entraremos en otro momento), el cuerpo —que es muy inteligente— activa el proceso cuando bajamos la guardia. ¿Y en qué momento lo hace? Mientras estamos dormidos.

Casi todos los hombres en el mundo han experimentado alguna vez eyaculaciones durante la noche, lo que indica que es totalmente

03 **Poluciones nocturnas**

natural. De hecho, casi todas las cosas relacionadas con nuestros genitales y con nuestra sexualidad son tan normales como cualquier otra, la pena es que no nos lo expliquen. En el videotutorial al que te llevará este código QR amplío esta información y te explico más cosas sobre el orgasmo sin eyaculación y la eyaculación sin orgasmo.

04 **Orgasmo sin eyaculación y eyaculación sin orgasmo**

Espero que este breve resumen del desarrollo masculino te haya ayudado a sentirte más hombre y, lo más importante, a comprenderte mejor.

¿Concluimos? Los cambios corporales destacados durante la adolescencia del hombre son:

- Crecimiento y engrosamiento corporal: altura, músculos, espalda...
- Desarrollo de los órganos sexuales (pene y testículos) y de sus procesos asociados (producción de espermatozoides, erección y eyaculación).
- Aparición de vello púbico, en las axilas, cara, pecho...
- Cambios en la voz y en la garganta (nuez de Adán).
- Cambios en la piel, principalmente acné y mayor sudoración.
- Curiosidad y deseo sexual.

TEST
El desarrollo de las chicas

¿Conoces qué les ocurre a las chicas? ¿Te conoces a ti misma? Con este sencillo cuestionario comprobarás cuánto sabes realmente.

1. El cuerpo de las chicas se desarrolla antes porque...

a.- Tienen que prepararse para ser mamás y eso conlleva esfuerzo.
b.- Normalmente sus hormonas actúan antes que las de los chicos.
c.- Es mentira, se desarrollan igual.

2. Después de la primera regla de una chica...

a.- Ya no crecerá más; aunque sea bajita, así se queda.
b.- Sigue creciendo como si nada.
c.- El crecimiento se hace más lento pero puede continuar.

3. El deseo sexual de las chicas...

a.- Es como el de los chicos, solo que puede tomar formas diferentes.
b.- Es menor al de los chicos, ellas buscan el amor y no están tan salidas.
c.- Algunas chicas lo tienen, pero solo las más «frescas».

4. Los pechos de las chicas...

a.- Pueden tener formas diferentes e incluso no ser simétricos, es normal.
b.- Paran de crecer cuando llega la menstruación.
c.- Crecen más si comen mucha miga de pan.

5. Cuando una chica virgen tiene la regla...

a.- No puede utilizar tampones porque pierde la virginidad.
b.- Puede utilizar los mismos métodos higiénicos que el resto de las mujeres.
c.- No debe bañarse ni practicar deporte porque es malo.

6. Si una adolescente se pone escote o minifalda...

a.- Significa que ya no es virgen o que busca no serlo.
b.- Es lógico que sus padres la castiguen o que le llamen la atención en el colegio.
c.- Está en su derecho si le gusta vestir así y si respeta las normas del lugar o entorno en que se encuentre.

7. El síndrome premenstrual de las chicas...

a.- Les provoca mal humor todos los meses, es algo que deben asumir.
b.- No existe, solo es un mito.
c.- Puede ser un verdadero problema para muchas chicas, pero existen soluciones.

Soluciones: El desarrollo de las chicas
1. b; 2. c; 3. a; 4. a; 5. b; 6. c; 7. c

¿Qué ocurre en el cuerpo de las chicas?

Espero que ahora que ya tienes más práctica en contestar tests, este sobre el desarrollo de las chicas te haya resultado sencillo. Si no ha sido así, ¡no pasa nada! Vamos a aclarar ideas.

Cuando comienza la adolescencia, los cambios corporales en las chicas suelen dar bastante que hablar. Como dije en el apartado de los chicos, todos sufrimos cambios importantes, aunque en nosotras suelen llamar más la atención. ¿Por qué?

Las chicas crecen y se desarrollan antes, esto sucede porque las hormonas que invaden nuestro cuerpo son un poco más rápidas. Esto no es mejor ni peor, simplemente sucede así en la mayoría de los casos y, por ello, mientras que a los chicos les cambia la voz, muchas chicas ya tienen pechos desarrollados o cinturas más estrechas.

De niños, hombres y mujeres somos muy similares, pero cuando las chicas «pegamos el estirón» se nos suele afinar la cintura, comienzan a ensancharse nuestras caderas, los pelos invaden nuestros cuerpos y los pechos empiezan a despuntar.

Generalmente el vello comienza a aparecer en las axilas y los genitales. Cuando esto sucede, ¡toma nota!, la menstruación tardará en llegar un año más o menos. Te explico esto con más detalle en este videotutorial, solo tienes que escanear el código QR.

05

Síntomas de la llegada de tu primera menstruación

Creo que ya lo había dejado claro, pero insisto: cada cuerpo tiene su ritmo. Hay chicas que desarrollan más rápido que otras, algunas tienen pechos más grandes y otras más pequeños, a algunas les llegará su primera menstruación (por cierto, el término correcto para esta primera vez es «menarquía») a los once años y a otras a los dieciséis, ¡lo natural es la variedad!

Te pondré mi propio ejemplo. Cuando tenía once años, un día me desperté con unos pelos horrorosos en mis axilas y comprobé que mis pezones se habían hinchado. No es que todo esto ocurriese de repente, pero, la verdad, estaba demasiado ocupada pasándomelo bien como para darme cuenta.

Mis pechos se desarrollaron poco a poco a lo largo de los años, pero en aquellos días sí recuerdo que los pezones crecían y me dolían. No sabía si utilizar o no sujetador, por un lado sí se notaba que mi pecho había cambiado, pero por otro me parecía absurdo tener que usarlo. Al final, me decidí a coméntaselo a mi madre cuando un compañero se rio de mí y dije «¡¡nunca más!!».

Por desgracia, muchísimas chicas tienen complejos con sus pechos. Algunas los consideran demasiado grandes para su edad y las miradas indiscretas les resultan incómodas. Otras, por el contrario, se preocupan porque sus pechos son más pequeños que los de sus compañeras y eso hace que se sientan acomplejadas. Ante esto, solo puedo decirte una cosa: las comparaciones, además de odiosas, no sirven para nada.

Y es que, por desgracia, el tema de los pechos es uno de los mayores complejos femeninos, por exceso o por defecto, por forma o por firmeza... Muchísimas mujeres en el mundo buscan ayuda de psicólogos —si no recurren directamente a los cirujanos— y les relatan sus problemas con esa parte de su cuerpo. ¿No te parece algo triste? Si vamos a vivir con un cuerpo toda la vida, ¿no sería mejor esforzarse en amarlo?

El problema es que los cánones de belleza insostenibles de «cuerpo perfecto» no nos lo permiten. Hacen que las mujeres nos exijamos más de lo que es posible y, casi siempre, el objetivo es sencillamente inalcanzable, más que nada porque muchos de esos cuerpos perfectos no existen en la realidad, son puro Photoshop.

Como son muy habituales las consultas sobre cómo aumentar el tamaño de los pechos y sobre su crecimiento y desarrollo, te animo a saber que:

- Existen muchas formas y tamaños de pechos y pezones; de hecho, incluso muchas veces pueden ser algo asimétricos —es decir, los dos no son exactamente iguales— y esto es normal.
- El desarrollo de los pechos es totalmente personal, como el del resto del cuerpo, en cada mujer ocurre de forma diferente (en cuanto a la edad, la forma, la «velocidad» de crecimiento...). ¡No juzgues tu cuerpo antes de que se desarrolle por completo, aún estás creciendo!
- Durante el embarazo, cuando se da de mamar al bebé o en la menopausia (cuando la mujer deja de tener la regla), los pechos pueden sufrir modificaciones. Es más, esto también ocurre en torno al ciclo menstrual y durante este, cuando los senos se vuelven más sensibles y su tamaño puede aumentar o disminuir.
- Existen fórmulas naturales para aumentar el tamaño de los senos, como hacer ejercicio (hay flexiones que fortalecen los músculos pectorales), tener una buena alimentación para que la grasa del cuerpo se distribuya correctamente, o los masajes estimulantes. Eso sí, siempre siempre la mejor opción es quererse más a una misma, así que ¡deja de comerte la cabeza!

Para que amplíes la información, aquí tienes un videotutorial sobre el desarrollo y el crecimiento de los pechos femeninos.

06 Desarrollo y el crecimiento de los pechos femeninos

Las caderas de las chicas también se ensanchan en la adolescencia. Muchas personas piensan que esto sucede cuando comienzan a tener relaciones sexuales, pero no tiene por qué ser así, el cuerpo cambia cuando considera que es el momento.

Por ejemplo, cuando cumplí mi mayoría de edad, yo tenía más tripita que caderas. Hoy por hoy, mis caderas son anchas, apenas tengo tripa y mis pechos tampoco tienen nada que ver con los de antes. Para que te des cuenta de cómo el cuerpo cambia con los años y no siempre se queda como lo vemos en la pubertad.

De hecho, como te contaba, desde la llegada de mi menstruación seguí creciendo unos centímetros más, poco a poco pero de forma constante. De los diecisiete a los diecinueve años, crecí dos centímetros, ¡para que luego digan! Aunque es verdad que el crecimiento de las mujeres se ralentiza después de la llegada de su primera regla, esto no quiere decir que se paralice por completo.

Un buen ejemplo es el de Lucía, mi mejor amiga de la facultad, que con quince años ya era la más alta del instituto y aún hoy es casi una cabeza más alta que yo. Pues bien, ahora sigue utilizando la misma ropa que en aquellos tiempos, ¡su cuerpo apenas ha cambiado! ¿Ves? Todas somos diferentes y nuestra felicidad depende de apreciar nuestros cuerpos tal y como son.

¿Recuerdas cuando te contaba el descubrimiento de mis pelos? Bueno, pues menos de un año después, justo un mes antes de cumplir los doce, llegó mi primera menstruación. Desde una semana antes me dolía mucho la tripa, apenas podía doblar el cuerpo y no sabía lo que me pasaba, sucedía a ratos. Sé que hay chicas que apenas se enteran y otras a las que el dolor las supera, pero a mí fue eso lo que me pasó.

Un día en el instituto (estaba en primero de la ESO), sentí mi cuerpo un poco extraño y, cuando llegué al baño de mi casa, descubrí mis braguitas manchadas de color marrón. No era rojo como me habían contado, era casi sólido, me pareció extraño.

Luego me contaron que así suele suceder en las primeras ocasiones. Además, también muchas chicas se equivocan al pensar que sus ciclos serán regulares, que vendrán todos los meses (cada veintiocho días, dicen), que sangrarán la misma cantidad, del mismo color, tendrán las mismas incomodidades, etcétera, etcétera, pero no es cierto. Los ciclos de cada mujer pueden ser diferentes e incluso pueden serlo de un mes a otro, solo con los años se irá estabilizando. Con el malestar que puede provocarte la menstruación ocurre lo mismo.

Por cierto, al conjunto de todos esos síntomas de la regla (dolores, mal humor, hinchazón y otras cosas que seguramente ya conoces o de las que has oído hablar) se le suele llamar «síndrome premenstrual». Muchas mujeres de todo el mundo lo sufren y, mientras que no interfiera en tu día a día, no supone un problema. Eso sí, si crees que lo que tienes que soportar mes a mes es «demasiado», diles a tus padres que deberías acudir al ginecólogo, este médico sabrá ayudarte.

Es importante que tengas en cuenta que a veces estos síntomas no son solo físicos, sino más bien psicológicos. Muchas chicas comienzan a estar de peor humor o tristes cuando van a tener la regla, esto es lo habitual y no tendría nada de malo si supiésemos reconocerlo.

El problema aparece cuando nuestro malestar psicológico acaba por generar discusiones y conflictos con quienes nos rodean. Si eso te ocurre, debes estar atenta. Apunta en un calendario cuándo calculas que tendrás la próxima menstruación, de este modo sabrás qué días te encontrarás más susceptible. Así que ¡al loro!, y no caigas en tu propia trampa. Sobre el tema del síndrome premenstrual, aquí te dejo un código QR para acceder a un videotutorial que te resultará muy útil.

07 **Síndrome premenstrual**

El truco del calendario es útil si tus ciclos menstruales son regulares, pero, como te decía, es normal que tarden en estabilizarse y, de hecho, algunas chicas necesitan la ayuda de un ginecólogo para conseguirlo. Si tus primeras reglas no llegan cuando las esperabas, tienen colores diferentes o a veces duelen mucho y otras nada..., ¡es normal! No somos máquinas exactas.

Entonces, si no es tan predecible como pensábamos, ¿tenemos que llevar siempre un método higiénico a mano? Sí, aunque seas muy regular. Te recomiendo que, si tu primera regla aún no ha llegado, lleves siempre contigo una compresa.

Después, ya puedes comenzar a usar tampones. Puedes hacerlo desde el primer día y, por supuesto, todo eso de que si te lo introduces perderás la virginidad ¡son chorradas! También existe otro método alternativo, ecológico y económico que está muy de moda: las copas menstruales. Te animo a probarlas si te atreves, cada vez más chicas de todas las edades las usan.

Métodos higiénicos para chicas «en esos días»

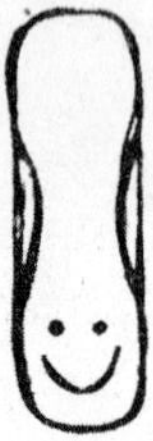

08
Compresa y primera regla

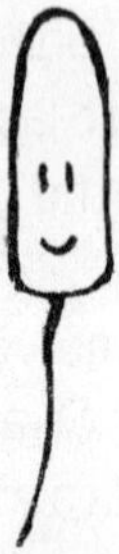

09
Tampones

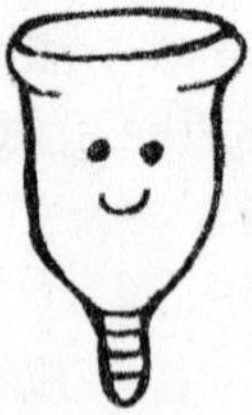

10
Copas menstruales

Por supuesto y, por si aún no te había quedado claro, debes saber que durante la menstruación puedes llevar una vida totalmente normal. Más que normal, ¡puedes hacer lo que te dé la gana! Si has escuchado alguna vez que «en esos días» las chicas no pueden cocinar, hacer deporte, bañarse o tener relaciones sexuales..., ¡bórralo de tu cabeza! Todo es mentira.

Debido a la tradición machista que ha seguido nuestra sociedad durante siglos y siglos, existe aún mucha ignorancia acerca de la intimidad y la sexualidad femeninas. Al igual que hoy nos parece una aberración pensar que se castigaba a los niños en los colegios por ser zurdos y se llamaba «marica» a un hombre si se le veía llorar, también es ilógico pensar que, si te gusta el surf, no puedas practicarlo durante tu menstruación.

Por cierto, estas creencias absurdas a veces llegan a ser tan generales que incluso nos influyen en la forma en que nos vestimos o nos comportamos. Si tienes la oportunidad, pregúntale sobre estas cosas a tu abuela o a alguna señora mayor, seguro que te dejará de piedra.

Me la juego a que muchas veces has escuchado eso de que «si una chica tiene muchos novios es una fresca, pero si lo hace un chico es un machote». Pues bien, hay personas que aún siguen pensando así.

¡Error! Hombres y mujeres deseamos conocernos, intimar y relacionarnos sexualmente por igual. Entonces, ¿por qué está mal visto que una chica intente ligar con un chico pero no al revés? Te lo diré: por ignorancia y prejuicios.

También te habrás fijado en que muchas chicas tienen más problemas a la hora de vestirse que los chicos. Usar falda corta o escote puede suponer todo un escándalo en algunos institutos o en algunas familias, mientras que los hombres no tienen que preocuparse de lo que opinen los demás.

Mi recomendación es que nunca permitas que te juzguen. Todos somos libres de vestir, desear y actuar como nos venga en gana, siempre que sea de forma saludable y respetuosa con los demás, claro está.

Deja atrás las críticas de quienes no tienen ningún derecho a opinar sobre ti, pide opinión si es necesario a quienes verdaderamente te valoran y ama tu cuerpo, peses lo que peses, midas lo que midas y sea el día que sea.

Y para amar tu cuerpo ¿no crees que deberías conocerlo primero? Claro que sí, el único problema es que, a nivel íntimo, al margen de los pechos, los genitales femeninos no son «tan visibles» como en el caso de los hombres. Para verlos completamente, las chicas necesitamos un espejo (o alguien que nos mire y nos lo cuente). ¿Cuántas chicas crees que han usado un espejo para verse? Entonces, ¿cuántas chicas crees que se conocen lo suficiente?

Aunque ahora no tengo un espejo a mano, sí voy a tratar de explicarte todo lo que sé sobre los genitales femeninos para resolver tus dudas. ¡Vamos allá!

Los genitales de las mujeres tienen una parte externa y otra interna. En la parte externa, la vulva, podemos ver los labios mayores y los labios menores, unos colocados encima de los otros. También vamos a encontrar cerca de ellos dos orificios: el ano (común a los chicos) y la entrada vaginal. ¿Y la uretra? Es cierto, las mujeres tenemos un tercer orificio, pero es bastante difícil de observar a simple vista, por eso no lo había mencionado.

Que las mujeres tengamos la uretra separada de la vagina es toda una ventaja, que nos hace diferentes del resto de las hembras animales y nos sirve para cosas tan maravillosas como, por ejemplo, utilizar tampones sin tener que retirarlos para orinar.

En este dibujo puedes observar cómo se verían los genitales de cualquier chica con un espejo. Un dibujo sin pelo, claro está, porque en la vida real el vello debe apartarse o depilarse para ver el pubis (por cierto, el vello puede ser de distintos colores, liso o rizado, como el de la cabeza).

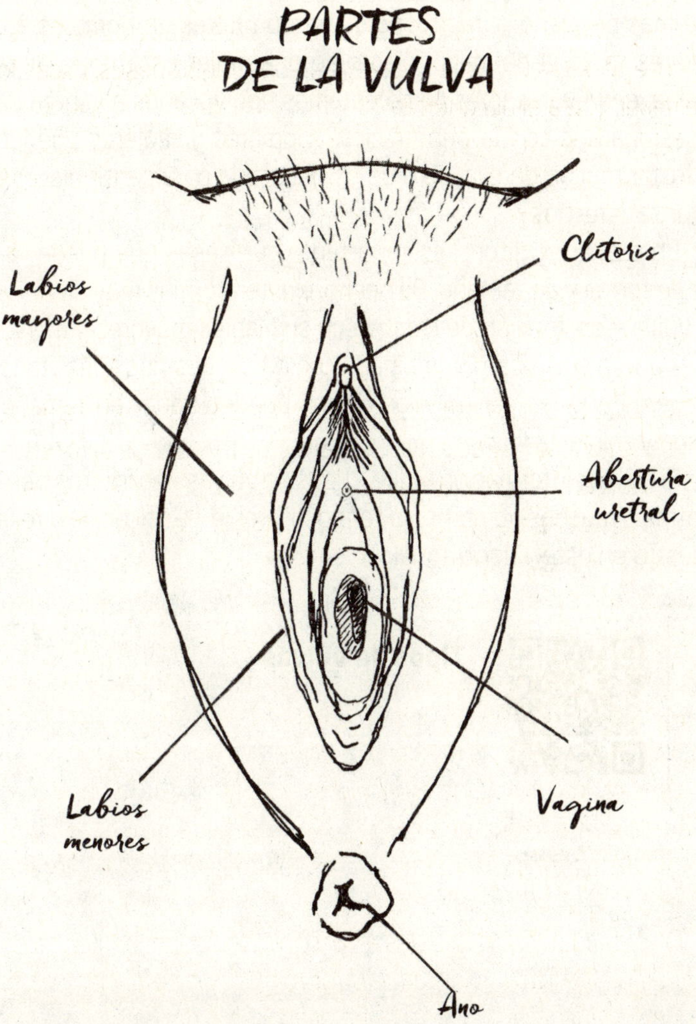

Además de los orificios, existe una estructura aún más importante y que nos distingue de las hembras no humanas: el clítoris. Situado en la parte delantera de nuestro cuerpo, por encima de la vulva, el clítoris es el órgano del placer femenino (sí, es así).

El clítoris de una mujer es como el glande de un hombre, solo que más pequeño. Y repito, porque esto interesa a hombres y a mujeres: la zona de mayor placer de una mujer está fuera de la vagina, en la vulva. ¿Ves cómo estamos equivocados a la hora de obsesionarnos con la penetración? Hombres y mujeres pueden disfrutar mucho de ella, pero no es necesaria para sentir placer y estar satisfechos.

En cuanto al clítoris, es importante que sepas que puede variar de forma y de tamaño. De hecho, existen formas muy diversas de vulva —en función de como sean sus labios mayores y menores—, que, a su vez, se «combinan» con diferentes tipos de clítoris. Recuerda que las vulvas y los clítoris pueden variar en tamaño, forma y color.

Si buscas información sobre «tipos de vulvas» en internet, encontrarás muchos nombres. Yo tengo mi propia clasificación y te la muestro en este videotutorial.

11 **Tipos de vulvas**

TIPOS DE VULVA

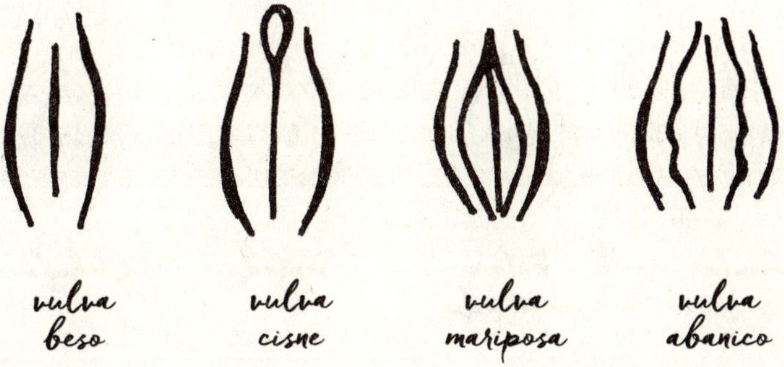

Por dentro, los genitales de las mujeres se extienden al interior formando la vagina. Muchos creen que una vagina es como una cueva o un agujero, pero no tiene nada que ver.

La vagina es un espacio que realmente está cerrado por sus músculos, solo se abre si introducimos algo en ella (el dedo, un pene, otro objeto...). Ahí reside su capacidad para sujetar cosas como, por ejemplo, los tampones. Por cierto, no hay nada que pueda entrar y luego no salir, las cosas no desaparecen dentro de ella.

Además, si introducimos un dedo, podemos sentir cómo las paredes de la vagina no son lisas, sino irregulares y rugosas. No hay que preocuparse, son así porque no se trata de un «tubo perfecto».

En la entrada de la vagina de muchas mujeres se encuentra el himen, una pequeña y fina membrana que, generalmente, tiene forma de media luna. Pero, como puedes ver en la ilustración siguiente, existen distintos tipos de himen según las características del pequeño orificio que tiene esta membrana y de la posición en la que se ubica.

TIPOS DE HIMEN

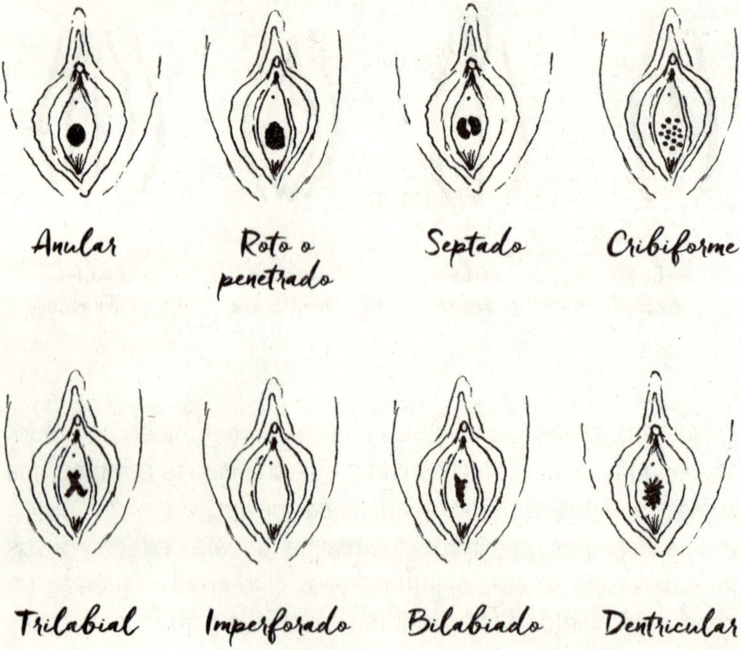

En algunas ocasiones el himen se rompe al mantener relaciones con penetración, pero hoy en día esto es cada vez menos frecuente. Al ser una membrana tan frágil, que a su vez se va debilitando naturalmente con la edad, puede romperse si practicas algún deporte o sufres una caída. Por eso es un mito que siempre se sangre en esa «primera vez»; de hecho, se estima que el 44 por ciento de las mujeres no sangran en tal ocasión y, además, no tiene por qué doler.

El himen puede tener mayor o menor flexibilidad: desde cero flexible (entonces es necesaria una intervención quirúrgica para la «apertura» de la vagina, pero, tranquila, el médico lo habría detectado cuando naciste) hasta el máximo (el himen de algunas mujeres se rompe durante el parto).

Para que amplíes la información sobre esta estructura tan pequeñita pero que trae tan de cabeza a algunas personas, te dejo un código QR que te llevará a un videotutorial.

12 **El himen**

En resumen, los cambios corporales más importantes durante la adolescencia de la mujer son:

- Crecimiento corporal.
- Aparición de vello en el pubis y en las axilas.
- Desarrollo de los pechos y de las caderas, estrechamiento de la cintura.
- Llegada de la menstruación (menarquía).
- Acné.
- Curiosidad y deseo sexual.

¿Qué nos pasa a todos? ¿Qué nos preocupa?

Vayamos directos al grano... ¡Sí, al grano! ¿O acaso no te has convertido ya en una paella con patas? Si no es así, ¡qué suerte! Aún recuerdo las mofas de mis compañeros cuando mi cara estaba llena de cráteres.

Y es que los granos son cosa de adolescentes, es de lo más normal. Por supuesto, podemos cuidar nuestra piel con cremas y exfoliantes, prestar atención a nuestra alimentación..., pero sigue siendo difícil de controlar. ¡El acné es lo que toca a esta edad!

Las chicas al menos tienen la suerte de que, si sus padres son enrollados, se pueden maquillar, pero ¿a qué pueden recurrir los chicos? Aún recuerdo a un compañero del insti que se ponía cremas con color para disimular. Quizá sea una solución, aunque, eso sí, valora si es peor el remedio o la enfermedad.

Que se metan contigo por tu físico, por cómo te vistes o por tu estilo es algo que no soporto. No sé qué tal lo llevas tú o si has vivido esta situación, pero parece que a la gente le encanta criticar por criticar. Lo de «ver la paja en el ojo ajeno pero no la viga en el propio» creo que encaja muy bien aquí.

Cuando somos niños y adolescentes nos cuesta mucho menos decir lo que pensamos, insultar o faltar al respeto a alguien sin importar las consecuencias. Por suerte, esto se acaba pronto y los verdaderos amigos aprenden a expresar sus opiniones de forma madura y sin hacerte sufrir.

Ni los granos, ni los michelines, ni unos pantalones horteras nos hacen mejores ni peores, pero cuando uno es adolescente y tan solo quiere divertirse, hacerlo a costa de otra persona parece sencillo.

Mi recomendación es que nunca, bajo ningún concepto, permitas este tipo de actitudes. Plántales cara, actúa de forma madura y, si lo necesitas, pide ayuda a un adulto (para eso están tus padres y tus profesores). Del mismo modo, te animo a que tú tampoco lo hagas, a la larga lo único que conseguirías es quedarte sin amigos. Cuando comienzan a pasar los años, nadie quiere estar rodeado de personas maleducadas o violentas.

De hecho, te sorprendería saber que la mayoría de los «matones» son las personas más inseguras que existen. Sí, has leído bien, aquellos que tienen la autoestima más baja son quienes más habitualmente tratan de aplastar a los demás para sentirse más fuertes, aunque solo sea durante un momento. Pero, claro, solo en ese momento, porque al rato vuelven a sentirte tan poca cosa como antes.

Es lógico que todos nos sintamos «poca cosa» en algunas ocasiones, a todas las edades. En la adolescencia quizá más aún, cuando no sabemos interpretar bien cómo nos sentimos, cuando comenzamos a hacer cosas nuevas o cuando queremos hacer nuevas amistades. Tu cuerpo cambia y tú con él, es lógico que necesites un tiempo para adaptarte.

Por último, y antes de acabar este capítulo, ya que hablamos de «adaptarnos» me gustaría hacer referencia a los pelos. Esos pelos a los que hay que adaptarse o morir... ¿Te preocupa el tema de la depilación? Depilarse está de moda tanto entre los chicos como entre las chicas, aunque normalmente son ellas las que invierten más esfuerzos. Cada uno debe decidir sobre este tema en su propio caso, pero entiendo que no dejarse llevar por la estética es difícil.

Te recomiendo pedir consejo a tus mayores. La cuchilla es una opción rápida e indolora, pero, según cada persona, cada tipo de piel y cada gusto, puede resultar un éxito o un desastre. La cera, el láser y otras opciones están ahí para ti: pregunta, infórmate y prueba.

Si te das cuenta, casi todo en esta vida parece cuestión de ensayo y error, ¿no crees?

13 **Técnicas de depilación**

Capítulo 3

Mi estilo, mis normas

Mi estilo, mis normas

¡Ya no soy un/a niño/a! ¿Cuándo lo van a entender? Parece que, desde que alguien comienza a pensar por sí mismo, los problemas se suceden uno tras otro. Discusiones, peleas... ¡Es un tira y afloja constante!

Evidentemente, a medida que nos hacemos mayores, más experiencias tenemos. Eso nos ayuda a ir creando opiniones, principios y valores propios. Todos somos diferentes y tenemos personalidades únicas y propias, ¿por qué resulta tan difícil de entender? ¿Acaso no es lógico?

Que ya no pensemos igual que nuestros padres o nuestros hermanos no quiere decir que seamos mejores ni peores, ¡solo somos diferentes! ¿Acaso piensan que a mí no me parecen idiotas muchas de sus opiniones? Tienen que darse cuenta de que algunas manías, opiniones o tradiciones que venían manteniendo desde que éramos pequeños ¡no tienen ni pies ni cabeza! ¡Que ya no vivimos en la Edad de Piedra!

No deberían ofenderse por hacérselo ver, o... ¿es que les sorprende comprobar que de repente comenzamos a tener voz propia?

Tengo mis opiniones, mis fórmulas para afrontar los problemas y mis técnicas de estudio propias. Sé los horarios a los que me adapto mejor, elegir a mis amigos y vestirme como quiero, ¿tan difícil es? Vaya, pues parece que sí.

En mi blog *Sexperimentando* (puedes encontrarlo en www.sexperimentando.es), pregunté en una ocasión qué había sido lo más difícil de negociar con los padres en la adolescencia. La gran mayoría de quienes respondieron contaban que lo que más les costó fue llegar a acuerdos sobre los horarios de llegada y salida.

¡Bufff! Qué difícil. Siempre queremos quedarnos más, ¿cómo no? Eso de ser puntuales no suele ser nuestro fuerte, ¡si cuando uno mejor se lo pasa es cuando ya tiene que irse! Si me quiero quedar hasta las doce, ellos me dicen que «a las once en casa»; si entonces quiero salir más temprano, me responden «que no, que tantas horas fuera son demasiadas, a saber qué hago por ahí»... ¡Todo el día así!

Volviendo a la pregunta anterior, también el tema de los novios salió a la luz un 14 por ciento de las veces. No resulta sorprendente que fueran las chicas las que más mencionaban este tema, porque suele ser a ellas a quienes los padres ponen más trabas para salir y relacionarse con el sexo opuesto.

¿Los chicos no tienen problemas a la hora de comentar que tienen novia? Claro que sí, pero socialmente parece «menos complicado». Ellos «no se van a quedar embarazados» y, por tradición cultural, está mejor visto que los chicos tengan varias novias y más experiencias sexuales que las chicas.

Hoy por hoy sabemos que es absurdo y que todos somos iguales. Eso de que si ella está con muchos es una «zorra» pero si él sale con cuantas quiere (o puede) es un «campeón» ha pasado de moda. Por desgracia, aún muchos mayores —y algunos jóvenes— mantienen esta creencia.

Por último, quienes habían respondido a mi pregunta también mencionaron las peleas con el tema de la vestimenta y de «cómo tenían la habitación». Está claro, tenemos nuestra habitación hecha un auténtico desastre, ¡parece una leonera! Pero ¿acaso no hay cosas más importantes en la vida que la limpieza y el orden?

¡Qué pesados con el tema! El problema es que no entienden que yo sé dónde y cómo tengo las cosas, que mi habitación es para mí, no para ellos.

De lo de vestirse... mejor ni hablar. Que «adónde vas con esas pintas», que si «así no sales de casa», que «no te voy a decir lo que pareces»... ¿Alguna vez te han pedido ellos tu opinión sobre si te gusta o no cómo van? ¡Dejadme en paz! (esta es una petición masiva).

Como ves, tenemos muchas quejas acumuladas. ¿Te gustaría ver algunas respuestas de la encuesta que te comentaba?

- *Pues yo, nada de eso. Negociamos todo, así que sin problema. Además, mis amigas y yo volvíamos a la misma hora todas, así que no me apetecía quedarme, con lo cual ¡¡muy bien todo!!*
- *Yo soy el menor, entonces no tuve casi problemas; a diferencia de mi hermana mayor, que le tocó exigir horarios. Gracias a ella, a mí me lo dieron todo sin tener que decir nada.*
- *¡¡La ropa!! No podía elegirla por mí mismo, toda era a elección de mi madre, ¡qué horror!*
- *¡Los horarios cuando quería salir con mi novio! Por eso decía que iba con mis amigas, así hasta me dejaban quedarme.*

Por suerte, la educación de hoy en día ya no es como la de antes y la palabra «negociación» puede hacerse realidad. ¡Viva el siglo XXI! No obstante, saber defenderse en el regateo es muy importante.

No solo me refiero a conseguir lo que quieres, que ya es suficientemente bueno, sino a mejorar la comunicación, la confianza y la intimidad en la familia. Es importante que les demuestres a tus padres que merece la pena confiar en ti, escucharte y ser flexibles con tus peticiones.

¿Cómo lograrlo? Bien, aviso que no es un tema fácil, pero ¡puede lograrse! Probablemente, si no consigues lo que quieres o siempre acabáis discutiendo, hay algo en la forma en que os comunicáis entre vosotros que no funciona. ¡Intentemos cambiarlo!

LA LOCURA ES HACER SIEMPRE LO MISMO Y ESPERAR RESULTADOS DIFERENTES.

Albert Einstein

Si ya has comprobado que haciendo lo que haces no consigues lo que quieres (recuerda que no se trata solo de salirte con la tuya, sino de hacerlo de forma cómoda, sin peleas), no te queda más remedio que cambiar tu estrategia.

Sé lo que estás pensando: «¿Y por qué no cambian ellos?». Pues porque este libro lo estás leyendo tú y porque, ya que está en tu mano, ¿por qué no dejas de perder el tiempo con excusas y comienzas a intentarlo?

Vamos allá. El primer paso es que te des cuenta de lo mucho que te quejas. Te quejas por no tener lo que quieres, te quejas porque no te dejan hacer tal o cual cosa, te quejas porque te mandan hacer otra, te quejas porque son unos pesados... ¡Te quejas, te quejas, te quejas! ¡Basta ya de quejas!

Queda prohibidísimo quejarse ni dejar que los otros se quejen, esta es la nueva norma en casa. No vale la pena amargarse ni amargar a los demás por pequeños detalles (sí, reconócelo, en la mayoría de los casos te quejas por cosas pequeñas, que no son tan grandes como parecen a primera vista).

Una vez te hayas comprometido con la «no queja», vamos a dar un paso más grande. Vas a pedir que todas las semanas se haga una «minirreunión familiar», algo así como un «tiempo en familia». Solo es necesaria una hora o menos, pero todos os tenéis que comprometer a estar presentes.

El fin de semana, quedar un día a las cinco de la tarde en el salón, por ejemplo, puede ser una buena idea. Apagamos la televisión, ponemos en silencio los teléfonos móviles y ¡empieza la reunión!

Pero ¿qué se va a hacer en esta reunión? Bien, ese es el tercer paso. Vamos a llevar a cabo una tarea llamada «sugerencias en familia». Para ello, primero cada uno debe hacer un listado de cuatro sugerencias que quiere proponer a los demás. Puede ser una sugerencia para todos, para tus padres, solo para tu padre o para tu hermano... ¡Como tú quieras! La fórmula para construir estas sugerencias es la siguiente:

Utiliza introducciones que no sean una imposición, una orden. Por ejemplo, en lugar de «tienes que» o «deberías de», puedes decir «me gustaría que» u «os agradecería que».

+

La propuesta debe ser lo más concreta posible. Por ejemplo, «ser bueno conmigo» no significa mucho, pero «escucharme y tratar de ser flexible cuando pido algo» sí es algo concreto y entendible.

+

Busca una consecuencia que no sea dramática. Por ejemplo, decir «si no lo hacéis, me enfadaré y no os hablaré en toda la tarde» no es una buena idea; en cambio, «me disgustaré, pero lo acabaré entendiendo» suena mucho mejor.

Aquí tienes otro ejemplo:

Para quién es mi sugerencia	**Introducción a la sugerencia**	**Propuesta que quiero hacer**	**Consecuencia o cierre de mi propuesta**
Mamá	Me relajaría muchísimo que...	No me preguntases cada dos por tres si terminé los deberes.	No me sentiría presionado y vería que confías en mí.
Hermana	Sería genial que...	Me dejases el mando cuando hay anuncios.	Así podría aprovechar ese tiempo para ver algo que me gusta sin molestarte.
Papá y mamá	Me haría superfeliz que...	Me dejaseis volver a la misma hora que mi amigo.	Lo pasaría bien y volveríamos juntos, aunque entiendo que os preocupe que llegue tan tarde.

¿Difícil? ¿Te parece muy cursi? ¡Pues te confesaré que funciona! Aunque, eso sí, prepárate tú también para recibir sugerencias por parte de tus padres. Muchas no te van a gustar y lo sabes, pero, ¡ojo!, no puedes cabrearte ni quejarte, no te están obligando, solo te lo están sugiriendo (igual que tú a ellos).

Recuerda siempre poner esta norma: nos reunimos para compartir opiniones sin discutir. En el momento en el que alguien se altere, se enfade y/o comience a comportarse con una mala actitud, debe salir fuera o la reunión familiar será disuelta.

En adelante cuentas con una plantilla para llevar a cabo la tarea. ¡Ánimo! Háztela con el ordenador o fotocópiala, por ejemplo.

14 **Sugerencias en familia**

Seguro que toda tu familia estará encantada de que tomes esta iniciativa para la mejora de vuestra comunicación. No siempre tenemos que esperar a que sean los adultos quienes tomen medidas, a veces tú puedes demostrar mucha más creatividad, ¡adelante!

PARA QUIÉN ES MI SUGERENCIA	INTRODUCCIÓN A LA SUGERENCIA

PROPUESTA QUE QUIERO HACER	CONSECUENCIA O CIERRE DE MI PROPUESTA

Capítulo 4

¡Quiero conocer más mi cuerpo!

¡Quiero conocer más mi cuerpo!

No habrás olvidado todo lo aprendido en el capítulo 2, ¿verdad? Eso espero porque, habiendo superado el capítulo 3, ahora ya sabrás que sobre tu cuerpo mandas tú ¡y solo tú!

Cada uno de nosotros somos únicos e irrepetibles. No, no se me está yendo la pinza filosófica, es que es la verdad, ¿no te has fijado? No hay dos personas exactamente iguales, incluso a los gemelos se les puede llegar a diferenciar.

Por eso, cada uno de nosotros tenemos la suerte de poder vivirnos de forma única e irrepetible, el deber de conocernos y, por qué no, el derecho a disfrutarnos como queramos. En mi cuerpo mando yo: yo pongo mis normas, mis límites, mis deseos.

Otra cosa es que mis padres acaben decidiendo si me dejan o no hacerme un tatuaje o ponerme un *piercing*. A la hora de hacerte estos cambios corporales más «drásticos», o incluso irreversibles, es una buena idea que ellos tengan voz y, si eres menor de edad, también tendrán voto, por mucho que no te guste.

Mi consejo en este sentido es que lo pienses muy bien. Un pendiente se quita y se pone, pero, en ocasiones, hay agujeros que no se cierran y, por ejemplo, tendrás que llevar en la cara durante años la odiosa marca de aquello que solo te gustó durante un tiempo. Elige bien y sé consciente de que, aunque la sociedad avance mucho, hay trabajos que no te permitirán desempeñar si tus tatuajes o tus *piercings* están a la vista.

En cuanto a los tatuajes, y a pesar de las técnicas avanzadas, no son totalmente irreversibles. Puede que te encante la idea, que desees tener algo grabado a fuego en tu piel para toda la vida, pero, imagínate cuando tengas ochenta años, con tu cuerpo arrugado de pies a cabeza y «luciendo palmito» con ese dibujo que no has conseguido borrar. La próxima vez en la playa, fíjate en las abuelas con los pechos superoperados o en los tatuajes absurdos de algunos ancianos. ¿Qué te parecen?

Sin duda, *piercings* y tatuajes tienen un punto sexi importante, al menos para muchas personas. Pero ¿quién se haría un cambio de este tipo solo por agradar? Además, y aunque dicen que los *piercings* aumentan el placer sexual, esto es bastante relativo.

Conozco gente que se ha colocado pendientes en los genitales y ha comprobado que ni ellos mismos ni sus parejas sienten más placer. Lo mismo ocurre con los pendientes en la lengua que, a la larga y según me han contado, suelen molestar más que ayudar. (Seré clara: si tu pareja es buena en el sexo oral, lo será con o sin pendiente; otra cosa es que a ti te dé morbo que lo tenga.)

Como te decía, hasta los dieciocho años de edad necesitas que tus padres te den permiso para hacer este tipo de cosas; más tarde, la decisión es solo tuya, pero también lo será toda la responsabilidad. Valora los pros y los contras —si puede afectar en algo a tu salud, la zona del cuerpo, el estilo, el centro donde lo quieres llevar a cabo...—, y ¡elige de forma responsable!

SI ALGÚN DÍA TE SIENTES DEPRIMIDO, RECUERDA QUE HAY GENTE QUE LLEVA TATUADO EL NOMBRE DE SU EX

Para cerrar este tema, solo te diré que he visto un tuit que me encanta y dice así: «Si algún día te sientes deprimido, recuerda que hay gente que lleva tatuado el nombre de su ex». ¡Buenísimo!

Retomo el tema de conocernos y disfrutar. Si te fijas bien, normalmente utilizamos nuestro cuerpo más como un medio de transporte que como una parte importante de nosotros mismos que debemos cuidar.

¿Cuánto tiempo dedicas a ir de un lado para el otro, mover cosas, escuchar en clase, tomar notas, etcétera? ¿Y cuánto tiempo dedicas a sentir el calor del sol en tu piel, a disfrutar del silencio o a mirar las estrellas? Nuestro cuerpo y sus cinco sentidos son un vehículo para conseguir lo que nos proponemos, pero también son un medio para disfrutar y sentir placer.

Repito: tenemos cinco sentidos para disfrutar de ellos. ¿Crees que los aprovechamos lo suficiente? Mi experiencia me dice que no. Hay gente que solo toca determinadas partes de su cuerpo cuando se ducha, el resto de sus vidas es como si no existieran. ¿Acaso mis axilas son una parte menos importante que mis manos? ¿O acaso mi entrepierna se merece menos honores que mi frente? Todo es importante, y en todas esas partes podemos sentir de forma fantástica.

Sí, sí, tus axilas también son muy delicadas. Si no me crees, ¡vamos a hacer una prueba! Aquí encontrarás el contorno de un cuerpo humano. Tu tarea consiste en numerar del 1 al 15 las zonas que consideras más sensibles de tu cuerpo. Con sensibles me refiero a que son más propensas a sentir todo tipo de estímulos: cambios de temperatura, picor, dolor, placer...

Coloca el número sobre el dibujo y, cuando termines, simplemente sigue leyendo.

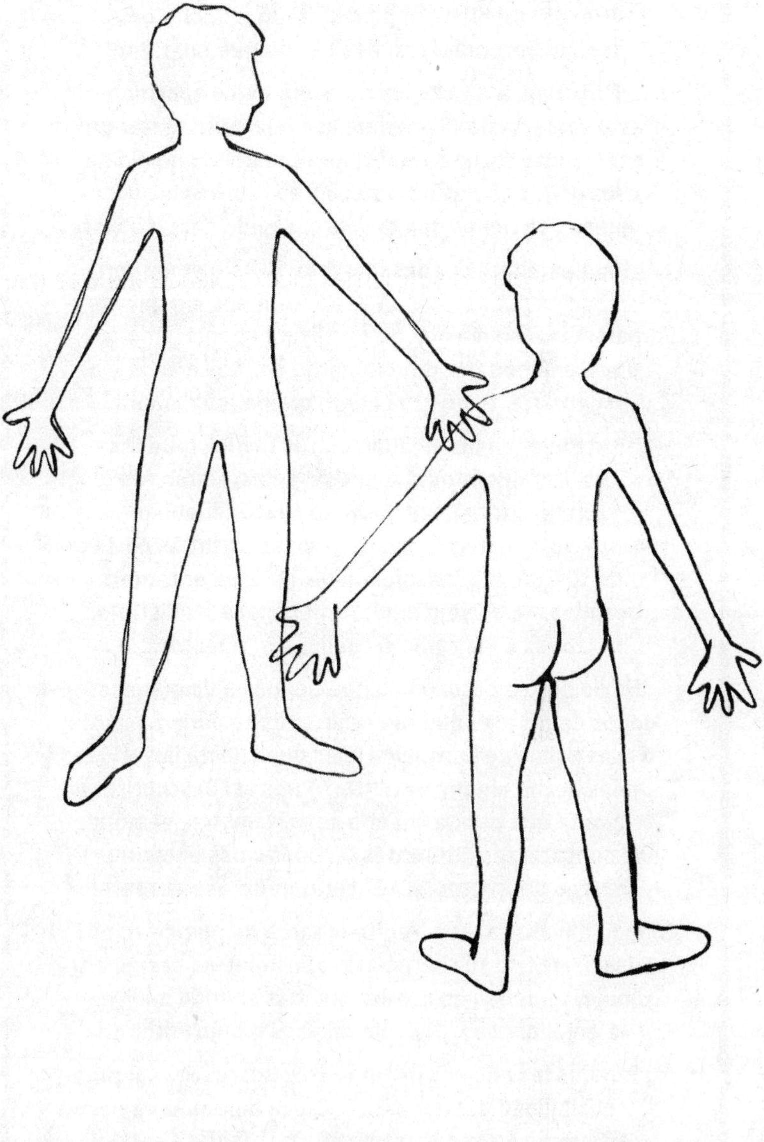

¿Hecho? ¡Genial! ¿Te ha resultado difícil? ¡Como son muchos números, has tenido que hilar fino!

Muy bien, ahora te animo a que dejes apartada esta tarea hasta la próxima vez en la que te des un baño o una ducha relajante. No puede ser un día de esos en los que utilizas tu cuerpo como vehículo, o simplemente tienes que ducharte rápido para ir a clase.

Para esta tarea debes elegir un día sin prisas, en el que te puedas dar un baño tranquilo sin que te molesten. Ese día no vas a utilizar esponja, sino que vas a enjabonarte directamente con tus manos y a asegurarte de que tu cuerpo quede muy limpito.

Una vez tengas el jabón en tus manos (puedes utilizar distintos champús o geles, según tus preferencias), enjabona tu cuero cabelludo despacio, sin prisas, recorriendo las distintas partes de tu cabeza y masajeándola. ¡Te va a encantar! Después, del mismo modo, enjabónate las distintas zonas de la cara, tu cuello, tus hombros...

Hazlo poco a poco, hasta que llegues a limpiar esos dedos de los pies que tan negruzcos se ponen a veces o esas zonas de la espalda a las que cuesta llegar. ¿Lo habías hecho alguna vez? ¿No? Pues así descubrirás lo relajante que puede llegar a ser y, también, el mundo de sensaciones diferentes que podemos encontrar a lo largo del cuerpo. ¡Cada centímetro es diferente!

Cuando hayas acabado, repite la tarea de numerar del 1 al 15 las partes de tu cuerpo más sensibles en el siguiente dibujo, teniendo en cuenta qué has sentido mientras te enjabonabas. ¡No vale mirar el dibujo anterior!

¿Tendrás los mismos resultados? ¿Descubrirás alguna sensibilidad desconocida? ¿Quizá alguna zona de tu cuerpo en la que, como mucho, habías sentido agujetas resultará ser muy sensible? ¡Vamos allá!

Como te contaba antes, en la vida diaria utilizamos mucho determinadas partes de nuestro cuerpo, mientras que, de otras, incluso nos olvidamos de que existen. También, cuando nos miramos en el espejo, echamos un ojo a las mismas cosas: ¿mi ropa está bien?, ¿me he peinado bien?, ¿he engordado?...

¡Admítelo! Siempre atendemos a las mismas partes, así nos lo han enseñado. Disfrutar de nuestro cuerpo significa disfrutar de tooooooooooooodo el cuerpo, sabiendo qué es lo que nos gusta y qué no, cómo queremos que nos abracen y cómo no, y dónde nos importa que nos toquen y dónde no.

Nadie puede venir y contarte cómo debes utilizar tu cuerpo, dónde te duele o dónde sientes placer. Nadie salvo nosotros mismos, que somos los propietarios de «la máquina», pero ¡menuda máquina!

Volvamos al tema del sexo que planteábamos en el capítulo 1. Ahora mismo, si te pregunto qué otras ideas o palabras te vienen a la mente cuando lees «sexo», seguro que se te ocurrirán algunas como «placer», «amor», «riesgos», «genitales», «reproducción», «estar salido», «masturbación», «follar»..., ¿verdad que sí?

La mayoría de nosotros asociamos esa palabra a distintos significados, muchos erróneos, como bien sabes. Eso sí, si queremos hablar del sexo que «se hace», contamos con dos sencillas opciones: compartirlo o disfrutarlo de forma individual.

Que somos hombres o mujeres, es decir, que somos «sexuados», es un hecho. Tenemos sexo mujer o sexo hombre y el mundo nos va a reconocer de ese modo toda la vida, es evidente. Pero ¿también es evidente que disfrutamos de nuestro cuerpo y lo vivimos intensamente? Eso ya lo pongo en duda.

Como ya supondrás, algunas personas no se encuentran cómodas con su sexo. Hay quien, por algunos factores o por otros, tiene un cuerpo que no se adapta a sus necesidades o a sus expectativas. ¿Te imaginas sentirte hombre pero que, de repente, tus pechos comiencen a crecer tal y como te contaba en el capítulo 2? O a la inversa, ¿sentirte auténticamente mujer y, sin embargo, tener pene?

En estos casos, que son una minoría pero existen, hablamos de «transexualidad» o, como dicen los médicos (ya sabes que siempre lo complican todo con tecnicismos), «trastorno de identidad de género». Así, cuando hablamos de que una persona es transexual nos referimos a que se siente identificada con el sexo contrario al que tiene. Es decir, su sexo puede ser femenino, pero se siente identificada con los hombres, es decir, se siente uno de ellos...; o al contrario, su sexo es masculino, pero esa persona se identifica con las mujeres. Y a estas personas, esta situación les produce a menudo un profundo malestar e insatisfacción con su cuerpo.

Para muchos de nosotros quizá resulte difícil ponernos en su lugar, pero, después de lo que te he contado, ¿ves más clara ahora la importancia de sentirte a gusto con tu propio cuerpo y saber disfrutarlo? Imagínate qué complicado es vivir una situación así y sentirte totalmente incomprendido por los demás.

¡Ojo! Esto no tiene nada que ver con que nos guste vestirnos con ropas del otro sexo, como, por ejemplo, caminar con tacones si somos chicos o ponernos un mono de carpintero si somos chicas. Esto puede ser solo un juego, un disfraz (¿quién no lo ha hecho alguna vez?) o bien algo excitante a nivel sexual (así les ocurre a algunas personas). De tratarse de la segunda opción, entonces estaríamos hablando de travestismo, que no es lo mismo que transexualidad.

¡Ah! Y, por supuesto, la transexualidad tampoco tiene que ver con quién nos guste o no nos guste, eso es la «orientación» que toman nuestros gustos o deseos, no tiene nada que ver con cómo nos sintamos con nosotros mismos. Eso sí, cuando nos sentimos seguros y a gusto con nosotros mismos es más probable que también nos sintamos a gusto con los demás y cómodos conociendo gente nueva o ligando, pero ese es otro tema del que hablaremos más adelante.

Por cierto, si necesitas apoyo o ayuda porque tienes dudas sobre la identidad sexual, o conoces a alguien que la necesite, siempre puedes contar con alguna asociación o colectivo de lesbianas, gais, transexuales y bisexuales (LGTB) cercana. En ese caso, te animo a contactar con la Federación Estatal de Lesbianas, Gais, Transexuales y Bisexuales (www.felgtb.org).

En todas las comunidades existe gente formada y preparada para ayudar en esta materia. De hecho, a través del siguiente código QR encontrarás un listado de los colectivos y asociaciones LGTB que existen en cada comunidad autónoma. Este listado, por cierto, lo ha creado COGAM, el colectivo de Madrid.

15 **Colectivos y asociaciones LGTB**

Todos tenemos derecho a sentirnos cómodos con nosotros mismos, a querernos y, por qué no, a querer a los demás. El problema es que la sociedad intenta imponernos muchas veces cómo debemos comportarnos o a quién debemos o no querer. ¿Absurdo? Totalmente, pero así es.

El *bullying*, el acoso escolar, es un problema diario en la mayoría de los institutos y otros centros educativos. Por desgracia, muchas de las víctimas son personas con baja autoestima, que no saben cómo defenderse o a las que insultan por ser «maricas» o «bolleras». Si conoces a alguien en esta situación, comunícalo de inmediato a un adulto, mejor si es a tu propio tutor. Si te encuentras en esta situación, actúa enseguida del mismo modo, porque los ataques siempre van en aumento si no les pones remedio. Si eres tú el agresor o el que se ríe de los demás, entonces tienes un problema: mete la cabeza en el váter, tira de la cadena y piensa en lo que se siente. Si quieres más info, aquí te dejo un tutorial sobre el *bullying*.

16 ***Bullying***

Por desgracia, por más que nos esforcemos, los estereotipos, los tabúes y las falsas creencias siguen existiendo. En concreto, y en referencia a los temas que estamos tratando, la masturbación es una de las prácticas sexuales más atacadas por las falsas creencias, por eso voy a dedicarle un apartado solo para ella.

Masturbación..., ¿buena o mala?

Empezaré por aclarar conceptos: cuando hablamos de masturbación, nos referimos a estimular nuestros órganos genitales (es decir, el pene, los testículos, la vulva y/o la vagina) con las manos o mediante otro objeto con el único objetivo de sentir placer.

Así, a bote pronto, ¿te parece que eso puede tener algo de malo?, ¿que le hace daño a alguien?, ¿que ese placer resulta perjudicial para la salud? No lo parece, ¿verdad? Pues, como te decía, la masturbación es una de las prácticas sexuales en torno a la cual existen más tabúes y creencias erróneas. No pasa nada, estoy yo aquí para desterrarlas, pero antes voy a contarte una historia que te interesará.

Como sinónimo de masturbación también se utiliza la palabra «onanismo», que viene de un personaje de la Biblia llamado Onán. En aquella época, si tu hermano mayor moría y eras hombre, tenías que casarte con su pobre viuda y hacerte cargo de ella..., en todos los sentidos.

Eso mismo le pasó a Onán, pero, en recuerdo a su hermano (o vete tú a saber qué tenía el pobre hombre en la cabeza), decidió que siempre que hiciese el amor con Tamar, que así se llamaba su cuñada viuda, evitaría eyacular dentro del cuerpo de ella para no dejarla embarazada.

¡Error! A esto lo llamamos hoy «marcha atrás», ¿te suena de algo? Eyacular fuera o, lo que es lo mismo, practicar el coito interrumpido no es una técnica fiable para evitar el embarazo, ni mucho menos las infecciones de transmisión genital. ¡Vaya! Esto sí que no lo sabían Onán y Tamar en su época.

Así fue que Tamar quedó embarazada y el listo de Onán no reconoció al niño como suyo, sino que afirmó que debía de ser un hijo tardío de su hermano ya muerto. Si el niño nacía, según las leyes judías le desbancaría cuando se repartiera la herencia familiar y, claro, eso tampoco le gustaba a Onán (que en menudo lío estaba metido entre unas cosas y otras). La consecuencia final fue que Dios consideró que el desdichado cometía un pecado por derramar sus espermatozoides fuera de Tamar, de modo que, como respuesta, mató a Onán.

Hoy en día la masturbación se sigue considerando pecado en algunos ámbitos religiosos y se ha generado una infinidad de mitos respecto a ella. Que si te puedes quedar ciego, que si te salen granos y pelos, que si te deja sin fuerzas para concentrarte o para el deporte, que si evita que crezcas... La lista es interminable y totalmente falsa. Repito: totalmente falsa.

Sobre el coito interrumpido, eyaculación fuera o marcha atrás, te cuento más en el capítulo «Placer sin riesgos».

Masturbarse no tiene nada de malo, ni por hacerlo ni por no hacerlo. Como te decía, los genitales son una parte más de tu cuerpo y están preparados para dar y recibir placer, de modo que puedes prestarles un poco de atención con total tranquilidad.

Del mismo modo, si la idea es disfrutar de todo nuestro cuerpo, ¿por qué habríamos de olvidarnos de la entrepierna? Si no te apetece o no quieres, no tienes por qué hacerlo (esa es otra, hay quienes pretenden imponer la norma contraria, casi exigiendo que todo el mundo se masturbe, y también están equivocados), nadie te obliga. Pero, si te apetece y te gusta, ¿por qué no hacerlo?

Por supuesto, se trata de algo íntimo y no es necesario que vayas pregonándolo a los cuatro vientos. ¿Está mal que te masturbes? Claro que no. Incluso, según aseguran muchos expertos, es bueno para la salud.

Sí, como te lo he dicho. Masturbarse es un acto placentero y el placer es bueno para el organismo, así de simple. Nos hace generar hormonas del bienestar, mejora nuestro estado anímico y reduce las tensiones, ese estrés que acumulamos día tras día.

Además, te diré una cosa: la mayoría de las personas que no disfrutan de sus relaciones sexuales en pareja no lo consiguen porque no saben lo que realmente les gusta. Y no lo saben porque no conocen su cuerpo como deberían, porque nunca se han tocado, porque no han disfrutado antes de su propio cuerpo.

La masturbación te ayuda a conocerte y a saber qué es lo que te da placer. El autoconocimiento es esencial, no solo porque vas a convivir con tu cuerpo toda la vida (y, ya que estamos en este mundo, por qué no aprovecharlo), sino también porque, si algún día quieres disfrutar sexualmente con alguien, es la única forma de que os expliquéis qué es lo que le gusta a cada uno de vosotros.

Eso sí, me gustaría insistir en que masturbarse no es indispensable. Si no te apetece, no tienes por qué hacerlo, ¡no es una prescripción médica por mucho que sea bueno para el cuerpo! Lo único que quiero dejar presente es que, si tu decisión de no hacerlo es porque crees que puede tener consecuencias negativas, no sigas pensando así, ¡es mentira!

El placer es prácticamente una necesidad para el ser humano. Si lo piensas bien, nos pasamos la vida tratando de huir del dolor y de atraer el placer. Por ejemplo, dejamos los deberes para última hora con la intención de disfrutar de la serie que nos gusta, les pedimos a nuestros padres que no cocinen ese plato que odiamos, tratamos de no perdernos ni una sola fiesta de nuestros amigos...

Volcar todos nuestros esfuerzos en lo que nos gusta es normal, evitar por sistema lo que detestamos también lo es... La pena es que en la vida prima el equilibrio y, aunque puedas gozar mucho, en ocasiones también tendrás que hacer cosas que no te agradan. ¡Qué le vamos a hacer!

Eso sí, si algo tiene de bueno la sexualidad es que es puramente placentera, o al menos ese es su último fin. Algunos biólogos dicen que el placer es la trampa que pone la naturaleza para que tengamos más encuentros sexuales y así nos reproduzcamos (si no fuera así, casi todos los seres vivos acabarían extinguiéndose). Pero nosotros, los humanos, somos listos y sabemos montárnoslo bien para obtener el beneficio sin que lleguen los bebés.

La sexualidad, como te decía, se encuentra en cada poro de nuestra piel: tienes dos metros cuadrados solo para ti de puros receptores nerviosos, todos listos para sentir. Si a esto le unes tus cinco sentidos... *Voilà*; ¡la diversión está asegurada!

A lo mejor te estás preguntado cómo ocurre esta diversión en las relaciones sexuales, ¿es así? Fácil: a través de las sensaciones de nuestra piel, como te decía. Eso sí, como ya habrás apreciado con tus propios recursos, existen zonas más sensibles que otras.

No es lo mismo que nos acaricien la cara a que nos soplen en el cuello, que nos hagan cosquillas en las costillas a que nos den un pellizco. Hay distintas zonas que son más o menos sensibles a diferentes estímulos.

De hecho, cuando una de ellas es muy sensible a las caricias se dice que es una «zona erógena». Existen muchas zonas erógenas: los genitales son la más conocida y sensible, pero también están los pechos, los glúteos, los labios, el cuello, la nuca... Estas son las zonas que más habitualmente se estimulan en las relaciones sexuales, aunque, como bien sabes, como todo nuestro cuerpo es piel, cualquier punto se merece que le prestes atención.

Lo que ocurre es que, ante esta estimulación, sentimos placer. El placer aumenta tus pulsaciones, hace que te evadas del mundo y te excita. Cuando ves una película con la que disfrutas, te gusta concentrarte sin que te moleste nadie; cuando alguien te da un masaje, te apetece centrarte en eso y nada más, ¿verdad? Pues exactamente lo mismo ocurre con la sexualidad.

Cuando te concentras en el placer, eso provoca que aumente tu excitación. A su vez, esa mayor excitación te lleva a sentir más placer, y así se va cerrando un círculo que crece y crece. Claro está, tu cuerpo tiene un límite que se alcanza cuando estos dos procesos aumentan. Ese límite es, precisamente, el orgasmo. El orgasmo no es más que el punto de máximo placer y máxima excitación de una persona. Es un momento en el que el placer te invade y te dejas llevar. De hecho, algunos lo llaman la «pequeña muerte» porque es como si desaparecieras de este mundo por unos segundos al dejarte llevar por el placer.

Te lo describo de una forma un poco abstracta, pero es así. No existen dos orgasmos iguales ni existen dos personas que lo describan de la misma manera. Es una sensación única y diferente.

Por eso, cuando alguien me cuenta que no sabe si ha llegado al orgasmo alguna vez o no en su vida, siempre le respondo lo mismo:

«Si hubieses tenido un orgasmo, lo sabrías». Es como estornudar, no puedes tener dudas de si has estornudado o no, simplemente lo sabes. ¿Por qué? Porque el estornudo es una experiencia única que sucede o te quedas a medias, pero nunca te deja con dudas, y lo mismo pasa con el orgasmo.

Con todo esto que te cuento no quiero decir que la última o la única consecuencia de las relaciones sexuales sea el orgasmo. De hecho, puedes —podéis— pasarlo muy bien sin llegar a él. El orgasmo es uno de los fines, pero no el único. El objetivo de las relaciones sexuales es disfrutarlas, el cómo ya es cosa de cada uno.

Eso sí, como decía antes, generalmente los hombres eyaculan cuando llegan al orgasmo y las chicas, por su parte, también lubrican mucho. Por lo demás, ante el orgasmo, los cuerpos de hombres y mujeres se tensan y luego se relajan, es habitual que la respiración se acelere e incluso que haya expresiones como suspiros, jadeos, gritos...

Durante la excitación nuestros genitales aumentan de tamaño al llenarse de sangre (sí, esto ocurre de forma parecida tanto en los hombres como en las mujeres). Justo después del orgasmo, esa sangre vuelve a su cauce y eso nos lleva a relajarnos un montón. Por eso es habitual que conciliemos muy bien el sueño después de una explosión de placer. Eso sí, como siempre insisto, cada persona y cada experiencia ¡es diferente!

Capítulo 5

Aquí, ¿quién es el más ligón?

Aquí, ¿quién es el más ligón?

Llegó la hora de hablar de ligoteos, un tema que sé que nos gusta a todos. ¿Que no? ¡Ja! Enciende la televisión y observa, ¿de qué tratan la mayoría de los programas, series y películas? Enciende la radio y escucha, ¿de qué hablan las canciones? Pues de amor, de seducción y, en definitiva, ¡de ligoteo! Siempre estamos igual.

La última vez que impartí educación sexual en un instituto pregunté, así en general, cómo ligaban. La mayoría de las respuestas fueron «pidiéndole su Instagram y ya a partir de ahí...». ¡Fue genial que todos estuviesen tan de acuerdo con esa idea!

Queda claro que las redes sociales son una herramienta superútil para ligar. Es fácil, sencillo, gratis... Invitar a cenar como hacen en las películas es mucho más caro, ¿no crees?

Pero no todo es tan fácil como lo estoy pintando, ¿verdad? Ligar no es moco de pavo. Primero, porque uno no sabe muy bien cómo hacerlo, cómo dar el paso y lanzarse. Segundo, porque tememos al rechazo, al «¿y si me dice que no?». Tercero, por el qué dirán, pase lo que pase. ¿Te apetece que hablemos de cada paso uno por uno? ¡Vamos allá!

¿Cómo doy el paso con alguien que me gusta?

Si supieras la cantidad de gente que me pregunta «cómo dar el primer paso» o «cómo lanzarme»... Chicos y chicas se preocupan por este momento, es normal. ¿Quién nos enseña a hacerlo? ¿Dónde está el manual con los pasos que conviene seguir?

Además, cada situación y cada persona es un mundo. Por eso, con este capítulo, quiero que llegues a tener claras tres cosas: qué es realmente lo que te gusta, qué quieres y cómo lo quieres. Después, a partir de ahí, veremos las distintas fórmulas que puedes utilizar para lanzarte «sin miedos». Por último, hablaremos de temas importantes como el qué dirán o el miedo al fracaso, que son precisamente los que hacen dudar tanto y acobardan a muchas personas.

Vayamos por partes: ¿Qué es realmente lo que me gusta?

Prepárate porque dar el paso y ligarte a esa persona es más difícil de lo que parece, más que nada porque lo primero que debes tener claro es qué te gusta. Crees que es fácil, ¿verdad? ¡Ja, compruébalo!

Normalmente nos fijamos en quienes nos rodean —los compañeros de clase o de otras actividades, la gente de la calle, los famosos...— y pensamos «me mola o no me mola». De acuerdo, pero ¿tienes una serie de requisitos previos? Es decir, ¿tienes claro qué es lo que quieres antes de hacer la compra?

Hablo de compras (reconozco que suena un poco mal) porque, aunque sepas que te gusta el chocolate, una vez estás en el súper eliges «ese chocolate» que te gusta, no otro. Cuando vas a una tienda, eliges «esos pantalones» que te quedan bien, y no aquellos que te sientan fatal.

Con las personas, con los rolletes y con los novios (fíjate en que hablo en masculino pero me refiero a novios o novias; de hecho, lo hago así a lo largo de todo el libro), debemos hacer exactamente lo mismo. ¿Que no te gustan todas las rubias? Pues aún te quedan algunas de ellas y todas las demás. ¿No te van los chicos altos? Entre los de estatura media y baja tienes donde elegir. Y lo digo por poner dos ejemplos.

Hay personas que nos molan más que otras y, entre ellas, hay quienes encajan más con nosotros y quienes encajan menos, con quien nos entendemos y con quien no, con quienes compartimos aficiones y con quien no... ¡las variables son infinitas! Por eso, es importante tener claro qué queremos y cómo lo queremos. Por supuesto, todo comienza por el autoconocimiento del que te hablaba en el capítulo anterior.

Te propongo una actividad para comprobar si eso de saber qué te gusta es tan fácil como crees. ¡Toma un bolígrafo y adelante!

Rellena la siguiente plantilla. Tu tarea consiste en elaborar un listado de, como mínimo, las diez características mínimas exigibles que debe tener la persona que quiera convertirse en tu pareja.

Con «características mínimas exigibles» me refiero a esas cuestiones sin las que «no puedes pasar». Puede ser lo que quieras, pero recuerda que son los mínimos, no tus mayores deseos o lo «ideal» para ti. Por ejemplo, una característica mínima para ti puede ser el buen carácter, pues no podrías convivir con una pareja siempre malhumorada; en cambio, puedes preferir que tu futura pareja tenga el cabello rubio, pero no te importará si, llegado el momento, resulta que lo tiene moreno.

Si ahora tienes un novio/-a, trata de no pensar en él o ella en este momento. Sé egoísta y piensa qué necesitas solamente para ti: cómo tiene que comportarse, qué requisitos debe tener su físico y su personalidad, qué cosas consideras básicas en alguien con quien compartes tus días...

Tómate tu tiempo para hacer esta tarea. Recuerda que debes anotar, como mínimo, diez cosas básicas y esenciales.

CARACTERÍSTICAS DE MI PAREJA

1 ______

2 ______

3 ______

4 ______

5 ______

6 ______

7 ______

8 ______

9 ______

10 ______

¿más? ______

______

Esta tarea de «mínimos exigibles» es una de las que más utilizo tanto en educación sexual en los institutos como en terapia de pareja, ¿te lo puedes creer? No, no se trata de una cosa solo de adolescentes, sino que hasta los adultos necesitan aclarar sus ideas y saber qué quieren verdaderamente.

Muchas veces me gusta explicar que se trata de una oportunidad única. Como te contaba, la mayoría de nosotros vamos por la vida decidiendo si compramos o no, pero sin una «lista de la compra» previa, lo que hace que al final sea probable que la receta no nos quede tal y como esperábamos. Si la receta es ser feliz con alguien, la cosa se complica.

«Siempre tropiezo con la misma piedra», ¿lo has escuchado alguna vez? Claro, cómo no vas a tropezar si no tienes claro qué piedra quieres. Saber qué es lo que quiero, cómo lo quiero y qué necesito verdaderamente para estar a gusto con alguien es lo mínimo. Todos deberíamos hacer esta tarea antes de comenzar a salir con alguien, estoy completamente segura de que evitaría muchos disgustos y malentendidos.

Ahora que ya tienes tu lista, guárdala como oro en paño ¡y úsala! Por supuesto, tus prioridades cambiarán con los años, pero te aseguro que, cuando la revises dentro de cinco o diez años, modificarás más de una característica y te partirás de risa recordando cuando la escribiste o las cosas que te pasaron desde entonces. ¡Será genial que sigas actuando en función de tus propios y verdaderos criterios!

Eso sí, te habrás dado cuenta de que esta lista es importante si buscas una pareja más o menos seria, pero ¿y si solo quieres un rollo y nada más? Entonces eres tú quien decides. Evidentemente, si vas a pasar poco tiempo con alguien, no es tan importante que se amolde a tus necesidades porque, al fin y al cabo, ya sabes para qué quieres «compartir el tiempo con esa persona».

Tú decides si sacar la lista o no, como quieras. Pero, si la cosa va a ir a mayores y decides, por ejemplo, mantener tus primeras relaciones sexuales, te animaría a que la recordases... De eso hablaremos dentro de un par de capítulos, ¡no nos adelantemos!

Si te fijas, siempre acabamos en lo mismo: tomar decisiones consecuentes con tus prioridades. ¡Aquí solo mandas tú, que nunca nadie lo haga por ti!

Como te he contado hasta ahora, la sociedad nos educa para que todos seamos más o menos parecidos. La educación es la misma y obligatoria para todos hasta los dieciséis años de edad, todos tenemos los mismos canales de televisión, el mundo está preparado para todos del mismo modo. Como bien sabes, es solo una fórmula para simplificar.

La realidad es que en este mundo lo que prima es la variedad, ¡todos somos únicos e irrepetibles! Pocas cosas son totalmente «blancas» o «negras», la mayoría son «grises con distintas tonalidades». Pocas personas son buenas o malas por completo, sino que todos cometemos errores y tenemos nuestra parte pícara aunque seamos buena gente. Y, como te contaba en el anterior capítulo, aunque la mayoría somos totalmente hombres o totalmente mujeres, algunas personas se encuentran en una encrucijada y eso del cien por cien de un sexo no lo llevan demasiado bien.

Del mismo modo, si te fijas, hay mujeres que son mucho más altas que la media y superan en altura a muchos hombres, o hay hombres a los que les gusta acicalarse y tardan más en arreglarse para salir que muchas chicas. Vale, son solo ejemplos, pero ¿ves como no todos somos cien por cien masculinos o femeninos? Convéncete, ¡en la variedad está el gusto!

Por eso, es lógico que aunque tengamos claro que nos gustan los chicos al cien por cien, una chica pueda parecernos seductora o atractiva, ¡o al revés! El investigador de la sexualidad humana Alfred C. Kinsey descubrió, hace ya varias décadas, que era difícil encontrar personas que fuesen cien por cien heterosexuales o cien por cien homosexuales, y que lo más normal era que hubiese «deseos fuera de la norma».

Con «deseos fuera de la norma» me refiero a que si «lo normal» es que a un chico le gusten las chicas, un día —por motivos desconocidos o simplemente «porque sí»— puede sentirse atraído por otro chico. ¿Significa eso que es homosexual? Pues no, simplemente significa que ese chico lo atrajo por lo que fuera, no hay que darle más vueltas.

El problema es que a la mayoría (digo «la mayoría» aunque es probable que alguno de tus compañeros de clase, por ejemplo, tenga dos madres o dos padres en lugar de un padre y una madre) se nos ha enseñado que «lo normal» es que a las mujeres les gusten los hombres y a los hombres les gusten las mujeres. Esto limita mucho la variedad del mundo, ¿no crees? Pues claro que sí.

Se dice habitualmente que tres de cada diez personas son homosexuales, es decir, se sienten atraídos por personas de su mismo sexo. En el caso de los hombres que se sienten atraídos habitualmente por otros hombres se utiliza el término «gay», y para las mujeres que se sienten atraídas por otras mujeres se emplea el de «lesbiana». Otro concepto es el de «bisexual», con el que nos referimos a personas a las que atraen tanto las personas de un sexo como las del otro.

Existen muchos más términos que seguro conocerás para designar a estas personas, pero, por desgracia, la mayoría son despectivos. Antes de utilizarlos, deberías preguntar a la persona en cuestión si es o no de su agrado. Por ejemplo, a algunas lesbianas les gusta que las llamen «bollo», pero yo, en tu lugar, no diría cosas como «te presento a mi amiga bollera».

Primero, porque el término quizá no sea el que más le gusta a tu amiga y, segundo, porque la orientación sexual de una persona debe comunicarla, si quiere, ella misma, ni tú ni yo somos nadie para hablar de su vida íntima, ¿no crees?

Además, catalogar a alguien como homosexual no es una fórmula útil para describirle. La sexualidad de cada uno, como te comentaba, es una cuestión personal e íntima. Si alguien decide pregonarla a los cuatro vientos, fenomenal. Pero ¿qué te parecería si hablasen de la tuya, te criticasen u opinasen de ti en ese tono? Seguro que te sentirías fatal, pues así suele ocurrir cuando se meten en nuestras cosas.

En relación con esto suele hablarse del hecho de «salir del armario». Cuando decimos que alguien sale del armario, nos referimos a que cuenta a los demás que es homosexual. Este paso es algo que los heterosexuales no tienen que hacer. ¿Te imaginas reunir a tus amigos y decirles «tengo que contaros que soy heterosexual»?

«¡Qué absurdo, se da por hecho!», pensarás. Y ahí aparece el problema, en que la gente da por hecho que todos somos iguales, heterosexuales, ¡qué gran error! Muchos piensan erróneamente que, si eres homosexual, entonces debes salir del armario... Pues no, se trata de una decisión personal.

Contar quién te gusta y quién no es una cosa totalmente íntima y, si quieres compartirlo con los demás, perfecto. Pero, si no deseas compartirlo, ¿quién te obliga? Sobre la decisión de salir o no del armario y cómo hacerlo, te dejo aquí el código para que puedas ver uno de mis videotutoriales.

17 **Salir o no del armario y cómo hacerlo**

En cuanto a estos temas, y sobre todo ahora que eres joven, es normal que puedas sentir cierta confusión en ocasiones. ¿Sabías que en la adolescencia es cuando más personas prueban a besarse con otras de su mismo sexo? ¿Y que buena parte de ellas son heterosexuales sin que esto interfiera para nada en su vida más tarde? ¡Es normal probar! Somos dueños de nuestros cuerpos, ¿no? Pues cada uno elige cómo disfrutarlo.

¿No lo ves claro o dudas sobre este tema? Piensa que es algo natural, que le pasa a muchísima gente a tu edad. Por si lo necesitas, conoces a alguna persona a la que pueda servirle o sientes interés, aquí dejo el código para ver el videotutorial.

18 **Cómo saber si eres homosexual**

Al margen de quién te guste, el caso es que te lo quieres llevar al huerto (¿para qué vamos a engañarnos?). Pues no me entretengo más, vamos a ver cómo hacerlo.

Continuamos: ¿Cómo me gusta y qué quiero?

Vale, sí, soy un poco tramposa, antes de ir al grano me gustaría que también tuvieras claro «cómo te gusta». Con esto me refiero a que hay veces en que alguien te gusta para una relación seria, pero también hay otras en las que lo único que quieres es un rollo.

Si las posibilidades son infinitas y cada uno podemos tener intenciones diferentes..., ¿qué crees que ocurre cuando dos personas se juntan pero una busca una cosa y la otra espera otra? Si lo piensas, las probabilidades son muy altas ¡y todos tenemos que estar preparados para esto!

¿Cómo nos preparamos? Fácil, sabiendo qué queremos y cómo lo queremos. Por ejemplo, si yo tengo claro que no quiero nada serio contigo, te lo diré con sinceridad y, cuando quieras ir demasiado rápido, te recordaré que «no buscamos lo mismo». Sin embargo, si quiero algo serio porque creo que tú solo buscas un rollo, tengo que andar con pies de plomo, no vaya a ser que me pille demasiado por alguien que no siente lo mismo.

Generalmente, se dice que «las mujeres buscan amor mientras que los hombres solo buscan sexo». No hace falta que te diga que se trata solamente de generalidades y de que no tiene por qué ser así.

Por la educación que recibimos, es más probable que las chicas «sueñen con príncipes azules» o sean más románticas, pero eso no quiere decir que no les apetezca de vez en cuando un «aquí te pillo, aquí te mato». Lo mismo pasa con los chicos ¿o acaso los hombres no se enamoran? ¡Claro que sí, en eso somos todos iguales!

Por eso, lo primero es tener claro qué tipo de relación quieres con esa persona para actuar sinceramente con él o ella, no jugar con sus sentimientos y, por supuesto, que no jueguen con los tuyos.

¿Por qué insisto en esto? Porque, por desgracia, muchas personas dicen sentir cosas que no son ciertas para lograr sus objetivos. Por ejemplo, es frecuente que los chicos les digan a las chicas que las quieren para llegar a acostarse con ellas, o que algunas chicas se hagan las duras para tratar de enamorar al chico que les gusta.

Si no estuvieran en juego los sentimientos no me preocuparía tanto y, como todos tenemos boquita para expresar lo que sentimos y lo que queremos, callárnoslo y después sufrir las consecuencias no es muy buena idea.

Ahora sí que sí: ¿Cómo lanzarme?

Dar el primer paso siempre es difícil, sea en el ámbito que sea, ¡y aún más en temas amorosos! Por eso, ten claro que es perfectamente normal que sientas nervios e inseguridad, ¿a quién no le pasaría?

Si tienes confianza con tus padres o con otro adulto, te animo a que les preguntes cómo fue su primer beso o, si eres más atrevido, sobre su primera vez... ¡Será genial escuchar las grandes catástrofes que aún recuerdan!

Ups, me he adelantado. Sí, la mayoría de las «primeras veces» (que son muchas, ¡ojo!) resultan un auténtico desastre. No a todo el mundo los nervios y la falta de experiencia les juegan malas pasadas, pero lo más frecuente es que sí y, a la larga, nos lo tomamos con humor. Esto no quiere decir que te vaya a pasar a ti, pero, si te ocurre, ¡calma, no pasa nada!

Sudor, temblores, tartamudeo, mal funcionamiento del cuerpo..., ¡todo eso provocan los nervios! La solución está en no ponerse nervioso, algo fácil de decir, pero ¿cómo hacerlo?

- **Primero.** Asegúrate de lo que quieres de esa persona: me he enamorado y quiero pedirle que salga conmigo; simplemente está que cruje y quiero pedirle rollo; no sé lo que siento, solo que me gusta y quiero ver lo que pasa...
- **Segundo.** Ten claro que no vas a hacer nada que no hayan hecho antes miles de millones de personas y tómatelo con naturalidad. Es natural que alguien te guste y que busques algo más; lo raro sería no hacerlo cuando te estás muriendo de ganas, ¿no?
- **Tercero.** Busca el momento ideal. Ya has aprendido a hacerlo para conseguir lo que quieres de tus padres, y con el resto del mundo funciona exactamente igual. Si quieres hablar en intimidad con alguien, no lo hagas en una discoteca llena de gente o cuando su grupo de amigos está presente.
- **Cuarto.** Ten pensado un plan de huida por si la cosa se complica. No me refiero a salir corriendo, sino a prepararse para

recibir un posible «no» (calma, este último punto lo abordaremos en profundidad más adelante).

Todo esto y mucho más te lo concreto en mi videotutorial *El mejor momento para besarle/-a por primera vez*, al que llegarás si escaneas el código QR. No te lo pierdas, ¡te servirá de ayuda!

19 **El mejor momento para besarle/-a por primera vez**

En este momento tienes distintas opciones: o le entras directamente y le besas, o tanteas el terreno con palabras, o habláis y pruebas a dar el paso. Para gustos, los colores. Tú decides, y la situación también te pedirá actuar de un modo u otro, así que hazlo como te resulte más cómodo.

No existen fórmulas exactas para ligar, ni tampoco trucos infalibles. No existen palabras adecuadas o inadecuadas, ni técnicas para que alguien caiga a tus pies. Pero te diré una cosa: ser natural, transmitir «buen rollo» y comportarse de forma auténtica es lo que más aumenta las probabilidades de éxito.

De hecho, en otro de mis videotutoriales explico cuál es mi «arma de seducción masiva». ¿Sospechas de qué se trata? ¿Crees que será muy difícil de conseguir? ¡Qué va! Es gratuita, todos la tenemos y, cuando la usamos, lo hacemos disfrutando y haciendo disfrutar a los demás. Venga, te la digo: la sonrisa. ¿No te lo crees? Pues aquí tienes el código para descubrirla.

20 **El arma de seducción masiva**

Por supuesto, además de prepararte bien, de allanar el terreno y de saber que el momento será único y que, por mucho que ensayes, probablemente acabe siendo diferente a lo esperado, tienes que tener en cuenta que hombres y mujeres tendemos a comportarnos de forma diferente.

Generalmente, los chicos son más directos, se cortan menos a la hora de echar piropos o de hacer propuestas a las chicas. Ellas, sin embargo, suelen utilizar las indirectas, no son tan explícitas y, ¡atención!, lo más maravilloso de todo esto es que pretenden que ellos las pillen a la primera, algo que es bastante difícil.

En una de mis «investigaciones», más de ciento cincuenta personas me contaron cuáles eran sus estrategias de ligue habituales y me parece que te gustará conocerlas. Eso sí, ten en cuenta que, aunque ahora mismo estoy hablando de chicos y chicas desde una perspectiva muy «hetero», también doy por hecho las posibilidades chico-chico y chica-chica, y que entre todas esas personas de las que te hablo había heterosexuales, homosexuales y bisexuales. Este código te llevará al videotutorial donde encontrarás la información de sus técnicas de ligue:

21 **Técnicas de ligue**

¿Y si finalmente prefiero explicar lo que siento con palabras? Es una idea genial, el único problema es que unas personas se expresan mejor que otras y no les cuesta hablar de sus sentimientos, mientras que a algunas se les hace superdifícil hacerlo. ¿Qué consejos puedo darte en este sentido?

- Trata de ser tú, tal cual eres y con tus propias palabras, e intenta que los nervios no te jueguen una mala pasada. Si necesitas respirar hondo y contar hasta diez antes de lanzarte, hazlo, no pasa nada.
- Intenta demostrar empatía. ¿Sabes qué es? Se trata de la capacidad de ponerse en el lugar del otro, de tratar de entender cómo se siente y, por supuesto, actuar en consecuencia. Con esto no me refiero a que trates de adivinar qué está pensando. No, no va por ahí la cosa. Imagina qué puede desear la otra persona, cuáles son sus gustos y cómo puedes ayudarte con ellos. Y sea cual sea su respuesta, especialmente si no es la que esperabas, esfuérzate en comprender los motivos por los que te la ha dado.
- Haz siempre una introducción, no vayas a saco diciendo «quería hablar contigo porque me molas». ¡Ve más despacio! Preocúpate por él/ella, pregúntale por algo que sabes que le interesa, háblale del tiempo si hace falta, pero consigue que se encuentre a gusto hablando contigo y luego, cuando lo veas claro..., ¡zas, sorpresa!
- Habla desde el «yo» o desde tu parte «más personal». Si te parece que es un pibón, dile que a *ti* te parece que es un pibón, dile lo que a *ti* te hace sentir, dile lo que *tú* piensas. ¿Ves la diferencia? A quien tiene que elegir es a *ti*.
- Explica las cosas concretas que quieres. Un «me gustas» y nada más ahí se queda... ¿Qué es lo que quieres? ¿Qué tipo de relación prefieres? Házselo saber, ¡no pretendas que lo adivine!

- Los recursos como una carta romántica, el WhatsApp, el teléfono, las redes sociales y otros medios también son útiles, pero tú y yo sabemos que no tienen el mismo valor. Además, por muchos emoticonos que pongas, los besos no llegan al otro lado de la pantalla.
- Por último, y así entramos en el siguiente apartado, no permitas los prejuicios ni las críticas. Si te falta al respeto o se ríe de ti, ¡ahí se queda, ni una respuesta se merece! Hay gente muy gilipollas y con pocos sentimientos, tú no tienes la culpa de encontrarte con ellos en el camino. Pero, eso sí, tampoco utilices nunca la descalificación ni resaltes cosas negativas de la otra persona como estrategia de ligue, lo mínimo que puedes conseguir es otro insulto o un tortazo. Demostrar respeto hacia los demás no cuesta nada, pero debes exigir el mismo respeto hacia ti, sea quien sea la persona con la que estés hablando.

¿Y si me dice que no?

«Buah, y si me dice que no, ¿qué hago?» El miedo al rechazo es uno de los mayores temores a la hora de lanzarnos con alguien. El verdadero problema no son las dudas, que son totalmente normales, sino que el miedo sea aún mayor que el deseo.

Si supieras la cantidad de gente que se ha arrepentido de no haberlo intentado o la cantidad de parejas que han perdido la oportunidad de disfrutar el uno del otro solo por la vergüenza... Qué tontos, ¿no? Pues, si deseas algo de verdad, ¡no te unas a su lista por puro miedo!

Por supuesto, cuando le propones algo a alguien (y esto es exactamente igual que cuando pides permiso a tus padres para, por ejemplo, llegar tarde), esa persona está en su derecho de decir «sí» o «no». Realmente, nunca sabemos qué va a contestar y, sea cual sea la respuesta, conviene prepararse antes.

Si nos dicen «sí», todo parece perfecto (o eso pensamos, las relaciones también son complicadas), pero cuando nos dicen «no», ¿cómo reaccionamos? Muchísimas personas se deprimen, comienzan a pensar que nunca encontrarán a nadie o empiezan a cuestionarse su atractivo.

¿Por qué sucede esto? Es absurdo. Evidentemente, no puedes gustarle a todo el mundo (menos mal, ¿te imaginas qué lío?), lo que ha ocurrido es simplemente que te gusta una persona a la que tú no le gustas. ¡Qué le vamos a hacer, es cuestión de probabilidades! O... puede ser que justo en ese momento no le gustes: porque ya tiene pareja, porque le preocupan otras cosas o, simplemente, porque tiene un mal día. Es decir, ¡cuidado!, tanto los «síes» como los «noes» son circunstanciales y uno se puede retractar cuando desee, con decirlos no «se dicta sentencia», son respuestas flexibles que, en algunos casos (te diré la verdad: en algunos casos..., pero no en todos), pueden llegar a cambiar.

¿Un «no» es motivo para deprimirse? Bueno, resulta doloroso estar enamorado de alguien y no ser correspondido, pero más vale saberlo ahora y «a otra cosa, mariposa», ¿no crees? Imagínate estar soñando con esa persona muchos meses más, por ejemplo, y que al final sea el mismo «no». ¡Menuda pérdida de tiempo! Además, sería aún más doloroso.

Por supuesto, eso de que «nunca encontraré a nadie» o «no me volveré a sentir igual» no tiene ni pies ni cabeza. Si te contase la cantidad de personas que se casan ya de viejitos..., ¡para que luego digan! No, la vida es demasiado larga como para pensar que algo no va a suceder.

Lo más importante es que tus sentimientos no te nublen el pensamiento (y, además, rima). Es lógico quedar en *shock*, sentir frustración o cabreo, deprimirse o ponerse de mala leche..., pero solo durará un tiempo. Todo pasa tarde o temprano porque, al final, solo se trata de un mal trago.

¿Y si el mal trago lo estás pasando ahora y al final dice que sí? ¡Me encantaría que así fuera! Guarda este apartado del capítulo para releerlo cuando quieras lanzarte o declararte a alguien, seguro que te servirá de ayuda.

¿Qué dirán...?

Dime, ¿realmente importa el qué dirán? Te lo pregunto porque hay gente que se siente muy presionada con este tema, hasta el punto de que tratan de ser «don perfecto», mientras que a otros les resbala y tratan de ser ellos mismos ignorando las críticas. ¿En qué punto te encuentras?

Piénsalo, rememora momentos de tu vida en los que alguien te haya criticado un peinado o una prenda de ropa, en la que hayan juzgado tu comportamiento o en la que se hayan reído de ti por dar tu opinión. ¿Te ha pasado alguna vez? ¿Cómo te has comportado? ¿Crees que lo hiciste bien o te arrepientes de algo?

Sea como sea, quisiera que tuvieses bien claro que resulta totalmente imposible gustar a todo el mundo. Asúmelo: no eres perfecto/-a. ¡Menos mal, porque, si lo fueses, no serías humano! Por lo tanto, hay personas a las que les gustarás más y otras a las que les gustarás menos. De hecho, te diré una cosa: ¡tienes derecho a caerle mal a la gente! Sí, ¡y es todo un honor no tomárselo a pecho!

Eso de «no eres tú, soy yo» sí que es totalmente real. Cada uno de nosotros tiene sus propias opiniones, sus propios gustos y sus propias ideas, ¿cómo encajar en los de todos? Misión imposible.

Por eso, si alguien te dice que «has hecho una tontería al declararte a (pon aquí el nombre que quieras)», quizá lo que le ocurre a ese alguien es que, además de que le sobra el tiempo para preocuparse por las cosas de los demás, siente envidia porque se está «comiendo los mocos», pues, a su vez, no se atreve a decirle lo que siente a quien le gusta.

Sí, hablo de envidia. La gente envidia a quien se atreve a ser diferente, a quien se lanza, a quien innova. Tendrías que saber la cantidad de empresarios de éxito, por ejemplo, a los que les dijeron que sus ideas eran una auténtica chorrada, y seguro que conoces a alguien que luchó por una persona y, al final, la consiguió.

También puedo darte algunos ejemplos: Stephen King, el más famoso escritor de novelas de terror, tiró a la basura su primera obra por no ser suficientemente buena (¿te suena la película *Carrie*?, pues esa); a Thomas Alva Edison, el inventor de la bombilla, en el colegio lo llamaban estúpido; algo parecido le pasó a Walt Disney, a quien su jefe criticó por poco creativo; Albert Einstein, que fue un niño con retraso en el habla y en la lectura, ganó años después el Premio Nobel de Física.

Si ellos no se rindieron, ¿vas a decirme que tú sí? ¡Venga ya!

Capítulo 6

Las primeras relaciones

Las primeras relaciones

Si has leído los capítulos anteriores, ahora ya sabes mejor qué quieres y cómo lo quieres, que es lo más importante. Por eso, cuando alguien te haga sentir mariposas en el estómago, también tendrás los pies en el suelo para cazarlas al vuelo.

Con esto no quiero decir que enamorarse no sea algo especial o que no te dejes llevar por esas emociones diferentes y fantásticas, ¡todo eso es genial! El único problema es que —al igual que puede ocurrirte si alguien te rechaza—, cuando el cerebro y el corazón se pelean, las consecuencias pueden ser, en algunos casos, muy chungas.

Mi recomendación siempre es que, antes de «comprometerte» con alguien, tengas claro lo que sientes y lo que la otra persona siente por ti. Cuando hablamos de experiencias amorosas esto puede resultar más difícil de lo que parece, porque ¿cómo sé si me he enamorado o no?

¡Menuda pregunta! Si te resulta difícil aclarar tus sentimientos, te diré que cuando estás enamorado... simplemente lo sabes. Es como tener un orgasmo o estornudar, es imposible que suceda y no te des cuenta. Si lo estás, lo sabrás de inmediato porque es una sensación única, diferente a todas las demás.

Pregunté a los seguidores de mi blog, *Sexperimentando*, cómo sabían si estaban o no enamorados de alguien. Estas fueron las respuestas que más me ayudaron:

- «Si no lo sabes, no lo estás». Fin de la cuestión.
- «Cuando sientes que mueres si tienes lejos a esa persona y el aire vuelve a tus pulmones al verla de nuevo».
- «Intenso deseo de intimidad y unión física con esa persona (tocarla, abrazarla, besarla e incluso relaciones sexuales). Intenso deseo de reciprocidad (que él o ella también se enamore de ti). Intenso temor al rechazo. Pensamientos frecuentes e incontrolados que interfieren en la actividad normal del sujeto puro. Pérdida de concentración. Fuerte activación fisiológica (nerviosismo, aceleración cardíaca, etcétera) ante la presencia (real o imaginaria) del individuo. Hipersensibilidad ante los deseos y necesidades del otro. Atención centrada en el individuo. Idealización del individuo, percibiendo solo características positivas, a juicio del sujeto» (no sé, esta respuesta estaba muy pensada o quien la escribió hizo algo de trampa y copió de algún sitio).
- «Porque estás más tonto de lo habitual».

¿Qué te parecen sus respuestas? Además, te dejo este código para que veas un videotutorial en el que te explico cómo saber si te has enamorado o no.

22 **Cómo saber si te has enamorado o no**

Entonces..., ¿te has enamorado, sí o no? Creo que esta es la pregunta más importante a la hora de comenzar una relación con alguien. Después, ¡saca la lista de mínimos exigibles que rellenaste en el capítulo anterior!

Nunca te olvides de esa lista porque, en este momento, te encuentras con distintas opciones. Veamos en cuál:

1.- **Te has enamorado de una persona que cumple la mayoría de tus requisitos indispensables.** ¡Genial, qué suerte, lánzate a la piscina pero ya!

2.- **Te has enamorado de una persona que solo cumple alguno de los requisitos.** La perfección no existe y debes valorar si realmente merece o no la pena que te impliques. Pros y contras, ir tanteando el terreno..., ya sabes.

3.- **Te has enamorado de una persona que no cumple ni la mitad de tus requisitos.** Te aviso de antemano de que te la vas a pegar. Lo siento, pero lo más probable es que no funcione y que mantengas la ilusión de que esa persona «va a cambiar con el tiempo». Es muy difícil ser feliz con alguien que «no te encaja» y manteniendo una esperanza que probablemente no se cumpla. De todos modos, sé que es difícil que te resistas a caer en sus encantos y te mantengas firme, pero actuar en función de tus valores es lo que te hará feliz a largo plazo, aunque lo veas muy lejano en este momento. ¿Mi recomendación? Di que no, al menos hasta que esa persona demuestre que te merece.

4.- **No te has enamorado y esa persona no cumple ni la mitad de tus requisitos.** Está claro, ¿no? «Gracias por tu proposición, pero no siento lo mismo que tú», o «ahora estoy centrado en aprobar los exámenes, no quiero un novio/-a», o «no me gustas como yo te gusto a ti, no pasa nada, podemos seguir siendo amigos»... ¡Será por ideas!

5.- **No te has enamorado y esa persona cumple muchos de tus requisitos mínimos.** Es normal que te plantees «¿por qué no probar?». Puede que funcione, pero, ¡ojo!, díselo y actúa siempre con sinceridad. Si se ha colado por ti, dile que quieres intentarlo, que te gusta y que «te encaja», pero que no puedes decirle que le quieres porque no es así.

El amor a veces se forma poco a poco, no todo es pasión a primera vista. Por eso, te animo a que no te eches atrás de buenas a primeras. Muestra empatía y actúa con sinceridad siempre, trata a esa persona como te gustaría que te trataran a ti.

¿Cómo empezamos?

Siempre diferencio, como has visto, entre los rollos y las relaciones serias. Distinguirlos es muy importante, sobre todo para no llevarte sorpresas desagradables. ¿Te imaginas enrollarte con alguien un par de veces, sin compromiso, y que un día te presente a sus padres como si fueses su pareja? ¿O que te hayas colgado completamente por alguien y encontrártelo enrollándose con otra persona?

Estas cosas pasan demasiado a menudo como para no invertir esfuerzos en prevenirlo. Te preguntarás «¿cómo evito esas "sorpresas desagradables"?». Bueno, nadie te asegurará al cien por cien que una persona no te vaya a fallar, pero sí existe un truco buenísimo para reducir las probabilidades: asentar las bases de la relación.

¿Qué es eso de «asentar las bases»? Fácil, tan solo consiste en utilizar la lógica y ¡hablar! El gran problema de la mayoría de las parejas es que no se comunican bien, que no hablan, que no se explican el uno al otro lo que sienten, lo que quieren y lo que necesitan. Si vamos a empezar una relación juntos, dime:

1.- ¿Está permitido enrollarse con otros o eres «solo para mí y yo solo para ti»? Normalmente se da por hecho que, si empezamos juntos, es porque estamos tú y yo, sin nadie más. ¡Aquí aparece el error! Precisamente porque damos por hecho y no hablamos, muchos «cuernos» no lo son tanto, sino malentendidos por una falta de acuerdo previo.

Sí, como lees: o lo dejamos claro o puede que tu pareja no lo vea tan importante. Te parezca mejor o peor, la realidad muchas veces es así. El problema es que muchas personas creen (dan por hecho) que tener un novio/-a significa ser monógamo (la monogamia es la prohibición de tener más de una pareja al mismo tiempo), pero, como ves, solo es una creencia.

Lo que te digo no es absurdo e insisto en que es muy necesario. ¿Sabes lo que son las parejas abiertas? Son aquellas que deciden estar juntos pero, aun así, tienen como norma establecida el poder enrollarse con otros si lo desean. Si tú no piensas así, o lo hablas con tu pareja o vais a tener problemas.

Ninguna relación es mejor que otra, solo es cuestión de tener distintos valores y distintas formas de entender el amor. Si tú tienes tu manera de entenderlo, ¡explícala!

Se supone que cuando estamos enamorados sentimos la necesidad de estar todo el tiempo con esa persona, el problema es que «todo el tiempo» significa cosas diferentes para cada uno. He visto a novios enfadarse porque uno prefería quedarse en casa estudiando para un examen o tenía planes con sus amigos. Es importante dejar claro hasta qué punto vamos a pasar tiempo juntos y qué actividades cotidianas vamos a continuar haciendo por nuestra cuenta.

Por eso, debes tener clara una cosa siempre: tú eres quien decide sobre tu cuerpo, tú eres quien decide hasta dónde llegar y probar. La opinión de tu pareja es importante, por supuesto, pero al final serás solo tú quien decida si hacer o no hacer algo.

Si para ti el sexo es importante y para tu pareja no (o nunca ha tenido relaciones y prefiere ir más despacio), eres tú quien decide si le quieres lo suficiente como para esperar o si una relación así no te merece la pena. Si por el contrario nunca has tenido relaciones o para ti no son importantes, nunca debes admitir las presiones, sé tú quien controla en todo momento qué te apetece hacer y experimentar.

Por desgracia, aún hoy escuchamos muchas veces cosas como «si me quisieras, te acostarías conmigo» o «si eres muy fácil, entonces es que no mereces la pena». Ni lo uno ni lo otro. ¡Esas frases prehistóricas ya no se las cree nadie! No te las creas tú tampoco.

2.- **¿Vamos a hacer planes a menudo?** Sí, hay gente que es superpesada y otra que es muy muy despegada. ¿Cuál preferirías? ¿A qué grupo perteneces tú? Dicen que «en el punto medio está la virtud», pero ese punto medio depende de lo que cada uno opine.

3.- **Porque, sí, hay personas que creen que dejarás todo por ellas, hay quien piensa que el amor significa eso.** He visto a chicos dejar de jugar sus partidos de los domingos porque sus chicas decían que «no les dedicaban tiempo», y chicas que ya no salían con sus amigas porque «su chico se ponía celoso». Pensemos en frío, ¿es eso normal? La respuesta es no.

En las parejas es muy importante pasar tiempo juntos, compartir actividades y disfrutar sea como sea, pero nunca hacerlo a costa de perder la propia identidad, las actividades individuales que te hacen disfrutar y crecer como persona.

Por desgracia, he visto demasiadas veces cómo la gente pierde a sus amigos por dejar de verlos tras echarse un novio/-a. Después, vuelven al tiempo «con el rabo entre las piernas» porque han roto o porque se han dado cuenta de que su relación de pareja no lo es todo en la vida. Imagínate que pasaseis las veinticuatro horas del día juntos, ¿de qué hablaríais? ¡Qué aburrimiento! Por eso, es útil que cada uno tenga sus propios gustos, experiencias y actividades. Como digo siempre, tener una relación de pareja es para enriquecerse el uno al otro, para sumar, no para restar.

4.- **¿Las relaciones sexuales son un requisito para estar juntos?** Hay personas más experimentadas que otras, al igual que hay personas que le dan más importancia al sexo que otras. Esto no es mejor ni peor, como siempre digo, se trata de que simplemente somos diferentes.

5.- **¿Vamos a conocer a nuestras familias?** Hay personas que cuando se implican en una relación lo hacen dándolo todo y enseguida desean que conozcas a todos sus amigos, sus familiares, etcétera. Algunas personas disfrutan con estas nuevas relaciones, pero a otras les dan yuyu.

Porque implicar a la familia no siempre es cómodo y porque, queramos o no, la opinión de los demás siempre influye, hay que saber desenvolverse en este ámbito también y con quien tienes que hablarlo es con tu pareja. Sobre cómo manejar el hecho de tener novio/-a con nuestros padres hablaremos en el siguiente apartado, ¿te parece?

Como ves, me repito en la idea de que una pareja es para ser feliz. Si estás con alguien y pasas más tiempo peleándote o disgustándote que disfrutando, entonces esa relación no merece la pena, ¡así de simple! Si trata de controlar todo lo que haces, si duda de tu palabra y desconfía constantemente, si te vigila, si te presiona para que hagas (o dejes de hacer) cosas, si se lleva mal con todo el mundo y, lo más importante, si crees que solo estás con esa persona por el amor que sientes y no porque contribuye a tu felicidad..., ¡mala señal!

¿Crees que pido mucho? ¿Soy muy exigente? Puede que sí, pero es que estoy convencida de que tener una pareja es algo más importante de lo que creemos. A veces «nos juntamos» con alguien porque nos gusta y porque queremos probar, pero tener pareja es una responsabilidad mucho mayor, sobre todo contigo mismo.

Sí, tal cual, responsabilidad: implica dedicar tiempo, tener unos límites y normas (como he explicado) y mantenerte al pie del cañón para lo bueno y para lo malo. Si quieres asumir estas condiciones por alguien, si te merece la pena, ¡adelante! Pero si tienes dudas... quizá no sea el mejor momento para ti, ¿no crees?

Mi novio/-a y mis padres

Admítelo, hablar con tus padres de temas sexuales y amorosos es bastante difícil. Que si «vaya pintas que lleva», que si «no es buena influencia»..., pocas veces alguien les encaja al cien por cien. Te des cuenta o no, realmente ellos quieren lo mejor para ti y, claro, ¡eso es difícil de conseguir!

Además, por desgracia aún vivimos en una sociedad machista en la que las chicas suelen tener más dificultades que los chicos. ¿Por qué? Fácil, porque en la mente de los mayores ellas son las que pueden quedarse embarazadas de «un cualquiera». A simple vista, ellos no parecen correr ese riesgo.

Evidentemente esta idea tiene su parte de razón, tener novio/-a es la fórmula más sencilla para tener relaciones sexuales..., pero no lo es todo. Hay que tener en cuenta que:

- Echarse novio/-a no significa tener relaciones sexuales sí o sí, o al menos de inmediato.

- De tener relaciones sexuales, hay prácticas que no implican riesgo de embarazo y con las que también te lo puedes pasar genial.
- De tener relaciones que impliquen riesgo de embarazo, para eso están los métodos anticonceptivos.
- En el caso de que algo falle, siguen existiendo opciones de emergencia.
- En el remoto caso de que hubiera un embarazo, siguen existiendo medidas y, lo más importante, ¡el chico también tiene responsabilidades! No es un asunto solo para la mujer.

¿Te he ayudado ya a desmontar el mito? Espero que sí y, si es necesario, pega pósits por toda la casa con estas ideas para que a tus padres les quede claro. Por cierto, seguro que te gustaría ampliar información sobre lo que acabo de plantear, pero para eso están los capítulos siguientes. ¡Sin prisas!

Explicarles a nuestros padres que tenemos novio/-a no siempre es sencillo. Por suerte, cada vez son más enrollados y entienden que es totalmente normal que te guste alguien y que a ese alguien también le gustes tú. Comprenden que es natural que, una vez en la adolescencia (o incluso antes), tus hormonas se revolucionen y «te pidan marcha».

Si así ocurre, ¡fantástico! Pero ¿qué pasa cuando se cierran en banda, cuando no quieren ni oír hablar del tema o cuando piensan que es un peligro para ti? Primero, te quieres morder la lengua porque... ¡menuda ocasión has perdido para callarte y ahorrarte darles esa información! Después, sientes una gran frustración porque, ya que te sinceras con ellos (nadie te obliga a hacerlo), lo menos que puedes esperar es una respuesta comprensiva.

Y lo más evidente (aunque algunos padres no acaban de tenerlo en cuenta) es que, para próximas ocasiones, dejarás de contarles tus cosas, pues es lo que parecen estar buscando con ese comportamiento, ¿no? Aunque ocurre así en cientos de ocasiones, por desgracia no es buena idea, ya lo sabes, porque la comunicación en la familia es, como ya vimos, un pilar importantísimo.

¿Qué hago entonces? Mi recomendación es que acudas a un adulto de confianza que pueda hacer de «mediador». Un hermano mayor, tu tío, tu vecino..., ¡quién sea! A esa persona podrás contarle tu situación, la reacción de tus padres y, sin duda, podrá hacer algo para que la situación se lleve mejor en casa y les ayudará a abrir los ojos.

Esto suele funcionar genial, sobre todo cuando tus padres comprueban lo que están consiguiendo: que dejes de explicarles tus cosas. Tus padres desean que les cuentes, pero también que actúes como ellos consideran mejor. Eso es un poco imposible, porque ellos y tú tenéis distintas opiniones.

23 **Hablar de sexo con los padres**

Al margen de este truco, consigas lo que consigas, siempre te recomiendo informarte al máximo de aquello que necesitas. Pedir consejo a los amigos o buscar en internet puede ser buena idea, pero no es la solución perfecta (recuerda que la perfección no existe). Los amigos, en ocasiones, nos dan recomendaciones y debemos escucharles, pero no olvides que las prioridades de cada uno son diferentes. Es como con la ropa, la chaqueta que a tus amigos les parece bien, a ti puede venirte grande o pequeña.

Con la información en internet ocurre lo mismo, muchas veces no sabemos quién la está proporcionando. ¡Los foros son un auténtico peligro, están llenos de basura! Mi recomendación es buscar

WEBS RECOMENDADAS

Mi web *Sexperimentando* es muy conocida (si no has entrado nunca, te invito a visitarla porque estoy convencida de que encontrarás temas interesantes). Además, aquí te dejo otras direcciones que a mí me gustan:

<minoviomecontrola.blogspot.com.es>
Mi novio me controla..., lo normal es un blog «para chicas confundidas por el amor que quieren desconfundirse», tal y como lo describe su autora, Ianire Estébanez.

<www.kolokon.com>
Kolokon es una web que incluye consultorio sobre sexualidad y consumo de drogas.

<www.cmpa.es>
Asexora Cmpa es una opción de consultas sobre sexualidad y relaciones vía WhatsApp.

<www.ellassaben.com>
Ellas saben es una plataforma de preguntas y opiniones entre usuarios y expertos sobre todos los temas de la adolescencia (no es solo para chicas a pesar de su nombre).

<www.adolescentesinviolenciadegenero.com>
Otra plataforma con recursos para adolescentes y para profesores que necesiten ayuda en la prevención de la violencia de género.

<www.takebackthetech.net/es>
Más centrada en las nuevas tecnologías, aquí tienes otra plataforma para las relaciones igualitarias.

<www.internetsinriesgos.com>
Por último, un programa para el buen uso de las nuevas tecnologías y las relaciones que en ellas se establecen.

siempre webs fiables, en las que puedas ver qué ha estudiado y/o a qué se ha dedicado su autor. Por suerte, muchas páginas están gestionadas por profesionales de la psicología o la sexología, o bien por especialistas en relaciones de pareja. Si es así, seguro que podrás comprobarlo. Además, a través de muchas de estas páginas también puedes acceder a consultorios de profesionales que, manteniendo tu anonimato y de forma gratuita, puedan solventar tus dudas.

Como ves, esto de echarse novio/-a y tener los primeros rolletes es todo un mundo... ¡y qué bien se pasa mientras se descubre! Te animo a disfrutarlo al máximo y, solo si surgen problemas, dudas o inseguridades, a releer este capítulo.

Mi novio/-a y mis amigos

Antes te mencionaba que algunas personas piensan que tener pareja significa estar todo el tiempo juntos, mientras que otras prefieren darse libertad para hacer más planes por separado. Me gusta incidir en esto porque no sé si te ha pasado a ti, pero a mí sí, muchas veces, y es un tema que me molesta muchísimo: de repente, mi amigo/-a se echa novio/-a y desaparece por completo.

Y no es solo que me moleste por renunciar a una amistad, si no que, tiempo después, ese amigo/-a vuelve a mi vida diciendo que ha cortado y que si quedamos para vernos. ¿Qué es lo que pienso yo? «¿Cómo puede tener tanto morro? Desaparece del mapa y ahora vuelve como si nada.»

Te pido encarecidamente una cosa: no te conviertas en ese amigo «fantasma». Nunca, bajo ningún concepto, dejes a tu gente de lado por echarte una pareja, a menos que los motivos sean más que suficientes y realmente justificables.

Una cosa es organizarte para poder ver a tu novio/-a y rechazar ciertos planes con tus amigos (es obvio que sacar tiempo para todo es difícil), pero de ahí a desaparecer por completo, dejar a tu grupo de lado e invertir el cien por cien de tu tiempo en tu pareja... Eso es, sinceramente, un error.

La experiencia lo demuestra: esos que desaparecen luego vuelven tras la ruptura. Claro, ahora no solo se encuentran sin pareja, sino que además se han quedado sin amigos. Tiene que ser una situación durísima, en la que hay que pedir disculpas a los que una vez dejaste de lado.

Sí, es verdad que puede salirte bien, que esa persona sea el amor de tu vida y que nunca más os separéis, pero, cuando haya pasado un tiempo, ¿solo querrás estar con esa persona o crees que también te apetecerá tener vida social, hacer las cosas que te gustan por tu cuenta o simplemente «cambiar de aires»?

Recuerda, al igual que el amor, las amistades también hay que cuidarlas día a día. Nunca dejes de lado a quienes te quieren, reparte bien el tiempo, llama y contesta a los mensajes. Mantenles informados de tu vida, no les eches de ella por tener pareja, porque la mayoría de los que lo hacen luego se arrepienten.

Además, ¿quién te dice que tu nueva pareja no puede llevarse bien con tus colegas y salir todos juntos? Claro que sí, y seguro que su grupo de amigos también estará encantado de conocer a tu grupo, ¿por qué no? Prueba, si tus colegas se llevan bien con él o ella, eso te hará muy feliz.

Y... ¿si se llevan mal? Puede pasar, de hecho es muy habitual, pero tienes que saber encajar las críticas. Evidentemente, no es lo mismo que te digan que «tu novia no está buena» a que «tu novia es una controladora celosa» o que «tu novio es aburrido» a que «tu novio te trata mal y no te merece».

Si a tus amigos/-as no les gusta tu pareja, fantástico, pero a ti sí. Evidentemente, no podemos caer bien a todo el mundo, con no juntarles lo tenemos todo hecho, ¿no crees? Eso sí, si las críticas de tus amigos o de otros conocidos comienzan a ser serias, te animo a tenerlas en cuenta.

Como ya te dije, cuando te enamoras dejas de ver muchos de los defectos del otro y, si uno de tus conocidos te lanza una señal de alarma, al menos que te sirva para tenerla en cuenta.

Como ves, no te digo que hagas caso de todos los comentarios, el «qué dirán» nos debe importar bien poco. Pero, eso sí, las opiniones sinceras y de ayuda debemos aceptarlas, incluso aunque vengan de los pesados de nuestros padres.

En algunos casos de violencia de género, por poner un ejemplo preocupante, el entorno de la víctima es el que comienza a dar la primera señal de alarma. Esto ocurre porque ver y actuar desde fuera es mucho más sencillo que cuando estás dentro de una relación destructiva.

Además, este tipo de violencia puede ser tan sutil que no te das cuenta. Algunos tipos de maltrato habituales son, por ejemplo, que tu pareja te menosprecie, te falte al respeto, te insulte, controle tus horarios o tu ropa, trate de alejarte de tus actividades habituales o de tus amigos...

Puede ser muy poco a poco, tanto que te acomodas y te acostumbras fácilmente, sin que apenas te importe. Eso sí, ese poco a poco continúa y es muy peligroso, por eso debes ponerle freno lo antes posible.

No se trata de buscar señales de maltrato donde no las hay, claro que no, el amor está para disfrutarlo y vivirlo al máximo. Pero sí se trata de tener un poco de capacidad crítica y de saber escuchar cuando alguien te da su opinión con sus mejores intenciones.

¿Que te dicen que tu nueva pareja es fantástica y maravillosa? ¿Que estás hasta las trancas y todo va fenomenal? Adelante y... ¡que viva el amor!

Capítulo 7

La primera vez

La primera vez

Cuando decimos «la primera vez», ¿por qué sabemos todos de qué estamos hablando? Has leído el título y ya sabías por dónde iba, ¿a que sí? Pues primeras veces existen muchas, ¡para todo! ¿Recuerdas la primera vez que fuiste al colegio? ¿Y la primera vez que visitaste al dentista? ¿O la primera vez que esa persona especial te sonrió?

Todas esas son primeras veces, pero nosotros, erre que erre, ¡siempre con el mismo tema! Y es que, si nos lo propusiésemos, podríamos experimentar una nueva primera vez cada día. No es tan difícil, piensa en las posibilidades.

El problema es que pensamos que en la sexualidad existen unos tramos de escalones que vas subiendo hasta que, un buen día, llegas al ultimo y ¡¡tachán!! Cómo no, ese ultimo escalón son las relaciones con penetración, cuando llega la tan ansiada y temida «primera vez».

¡Ja! Si yo te contara... De primera vez no tiene nada. Antes de llegar ahí pasan muchas cosas, muchas primeras veces igual de geniales, y te diré una cosa más: las relaciones con penetración pueden ser muy geniales... o nada geniales.

Al coito (palabra con la que llamamos a las relaciones sexuales con penetración) se le ha dado un estatus que no se merece. Parece el culmen de nuestra sexualidad, la práctica por excelencia..., pero no lo es. Hay muchas cosas con las que disfrutar que implican menos riesgo y más disfrute.

Con esto no quiero decir que el coito no mole (a quien le guste, porque hay gente a la que no), sino que no es la panacea que nos intentan vender. Tradicionalmente se la ha llamado la «práctica estrella» porque es la fórmula para conseguir tener un bebé, pero hoy por hoy no tenemos sexo solo para procrear, ¿verdad? Si fuese así, tú no estarías leyendo este libro, ¿o me equivoco?

Pensar que el coito es la mayor (y a veces única) práctica sexual es limitar nuestra sexualidad, restringir las posibilidades. Aún muchos adultos se empeñan en lograr el máximo placer a través de la penetración. Somos muy necios, todo lo que queramos, pero nuestra naturaleza está para disfrutar, no solo para penetrar. Si existe la variedad en el ser humano es precisamente en su faceta sexual y erótica. A medida que vayas viviendo experiencias, sé que me darás la razón.

Y cuando se habla de esa «primera vez», surge el concepto de «virginidad», un término que a mí me trae de cabeza, no sé si a ti también. Si buscas su definición en internet, encontrarás que la virginidad es el «estado en el que un proceso u objeto cualquiera se mantiene sin haber sufrido ninguna alteración desde su origen». ¡¿Qué es esto?! Mantener relaciones sexuales (sean del tipo que sean) no altera a las personas. ¿Por qué decimos entonces que «perdemos la virginidad»? Es tan absurdo como decir que «se descubrió América»... ¡Si siempre había estado ahí!

Eso sí, en el mundo de la sexualidad, «virginidad» es sinónimo de «castidad». ¡Ah, eso es otra cosa! Porque en ese caso el término «virgen» se aplica, cuando hablamos en un tono informal, a la persona que no ha tenido experiencias sexuales. Obviamente, el significado e importancia de ambas palabras varía en función de la cultura y la religión de cada uno.

Entonces, como sospechábamos, queda claro lo siguiente:

1.- El concepto de «virginidad» no es científico, sino religioso y/o cultural, de modo que para cada persona puede tener su propio significado.
2.- Puesto que se aplica a «cualquier objeto», este término puede utilizarse tanto para hablar de hombres como de mujeres.

No sé si esto de usar la Wikipedia me ha ayudado o, por el contrario, me ha confundido aún más. Hasta lo que yo sé, generalmente se dice que uno «pierde la virginidad» cuando tiene relaciones con penetración. Imagino que, entonces, esa es la «alteración desde nuestro origen» a la que se refería, ¿no? ¡Para partirse de la risa! Déjame que me haga unas preguntas...

1.- Si yo, por el motivo que sea, tengo «experiencias sexuales» sin penetración durante toda mi vida, ¿muero virgen? ¿Da igual que sea hombre o mujer? ¿Da igual si soy heterosexual u homosexual?
2.- Si soy mujer parece que, para dejar de ser virgen, alguien debe penetrarme. Pero, si soy hombre, ¿debo penetrar o deben penetrarme? ¿A quién debo penetrar? ¿Cómo se altera mi origen en este caso?
3.- Cuando llegan a mi correo consultas como «¿cuándo es el momento ideal para dejar de ser virgen?», «¿cómo sé si mi pareja es virgen o no?», «¿si me pongo un tampón pierdo la virginidad?» y otras similares..., ¿qué se supone que debo responder?

No, no me he fumado nada, ya paro de divagar. Tengo alma de filosofa, pero sé que tú también, sobre todo cuando es divertido y se trata de desmontar la cantidad de mitos que existen en nuestra sociedad, ¿te das cuenta?

Mi conclusión es que no entiendo nada. Para mí, la «virginidad» es un concepto religioso que no tiene que ver ni con la ciencia, ni con los tampones, ni con el sexo anal..., ¡ni con nada que se le parezca! Me siento entre la espada y la pared cada vez que alguien lo saca a relucir, así que, si te parece bien, prefiero dedicarme a hablar de las «primeras veces».

Antes de la «primera vez»: *petting* y más

La mayoría de las personas descubren primero la masturbación y luego comienzan a tener relaciones sexuales. Este es el orden lógico, de lo más fácil a lo más difícil (en algunos casos, hacer algo entre dos resulta más difícil que hacerlo uno solo), pero no siempre ocurre así.

También nos resulta lógico pensar que antes de tener relaciones con penetración probaremos a tener prácticas sexuales de otro tipo: roces, masturbación mutua, sexo oral, etcétera. Como te contaba antes, primeras veces hay muchas.

Aunque esta es la «progresión de escalones lógica», no siempre es así como sucede. Algunas personas descubren la masturbación con su pareja y hay quienes tienen como primera experiencia sexual un coito. Suena raro, como inesperado, pero sucede así en ocasiones y no es necesariamente ni mejor ni peor.

Eso sí, cuando las cosas siguen una progresión «lógica», todo nos parece más normal y natural. Sin embargo, cuando las cosas ocurren de repente, sin haberlas pensado demasiado o incluso en contra de nuestra voluntad, nos da que sospechar, probablemente porque vivimos en un ambiente con pocas libertades, con mala educación sexual o con presiones por parte de nuestras parejas.

En mi opinión, lo mejor es que vayas poco a poco, disfrutando de esas primeras veces y haciendo avances progresivos: descubriendo, experimentando a solas y en pareja. Imagínate que te hubiesen puesto con seis años un examen de matemáticas de bachillerato, ¡no hubieses entendido nada! Lógico, porque tienes que ir adquiriendo conocimientos poco a poco, practicando, repitiendo, probando y aprobando.

Creo que en nuestra sexualidad ocurre del mismo modo. Pero, ¡ojo!, tampoco supone un trauma ni nada malo que no ocurra así, todo depende de cada uno, sobre todo cuando sabemos protegernos de los embarazos no deseados y de la infecciones, que es lo tiene que preocuparnos de todas todas.

Por ejemplo, una de las prácticas sexuales más habituales antes de llegar al coito es el *petting*. Con este «palabro» englobamos todas las prácticas sexuales que excluyen la penetración y el sexo oral. Es decir, hablamos de besos, caricias y masturbación mutua.

Todas estas prácticas suelen pertenecer al grupo de los mal llamados «preliminares», es decir, los juegos que preceden a la penetración. ¿Por qué digo «mal llamados»? Pues porque son tan placenteros en sí mismos que ni siquiera es necesario ir más allá. Además, no solo son superdivertidos, sino que no implican riesgo de embarazos y de infecciones.

Y lo digo también porque parece que estos «preliminares» tengan que ser el paso previo a algo mayor, no una serie de prácticas que te hagan disfrutar por sí mismas y que, solo si tú y tu pareja lo deseáis, podéis continuar hasta el coito. Como creo que se merecen un buen reconocimiento en sí mismas, os dejo un código que os conducirá precisamente a un videotutorial sobre el *petting*.

Entonces, ¿por qué el *petting* no implica riesgo de embarazo ni de transmisión de infecciones? Porque no existe intercambio de fluidos ni existe penetración. Eso sí, debemos tener cuidado porque, con esos roces, el chico quizá eyacule en la entrada de la vagina de la chica (aun sin penetrarla) y en ese momento sí que existen algunos riesgos.

También existe la variante del *petting* sin desnudarse, por ejemplo, con la ropa interior puesta. Esto hace desaparecer todos los miedos porque, aunque haya eyaculación, por suerte los espermatozoides no atraviesan la ropa.

Por último, algunas personas incluyen el sexo oral como una práctica más del *petting*. Yo no lo considero así porque el sexo oral sí que implica riesgos, y ahora mismo te los cuento: con el término «sexo oral» no nos referimos solamente al sexo hablado, que también está muy entretenido, sino que hablamos de chupar, lamer, mordisquear o besar (y otras cosas que se te ocurran) los genitales de una persona: vulva, pene, testículos, ano...

Aunque mediante el sexo oral no puede haber embarazo (no hay forma de que a través de la garganta los espermatozoides lleguen a fecundar un óvulo, puedes relajarte en cuanto a eso), sí que es una práctica con alto riesgo de infecciones. Por ejemplo, algunos cánceres de garganta están relacionados con la práctica del sexo oral sin protección.

Te hablaré en adelante sobre estas infecciones y cómo protegerte de ellas, pero, antes de hacerlo, tan solo me gustaría mencionar que el sexo oral suele ser uno de esos escalones previos a la penetración. Eso sí, como siempre, hay personas que lo descubren después, pero, ¿qué quieres que te diga?, antes de llegar a mayores siempre está bien echar una ojeada de cerca al terreno..., por si acaso.

Conocer tu propio cuerpo y el de tu pareja es superimportante. Algunas personas me dicen cosas como «en mi primera vez no supe por dónde meterla». ¿Sabes quiénes me comentan esto? Aquellos que piensan que la sexualidad es solo meterla y lo importante es encontrar el agujero, y quienes no se conocen suficiente ni a sí mismos ni a su pareja. (¡Ojo! Es tan fácil como detenerse a mirar.)

Por eso, en esa progresión natural de los acontecimientos, es lógico que te pares a mirar, tocar y besar las zonas íntimas de tu pareja antes de pasar a hacer cualquier otra cosa, ¡aunque solo sea por curiosidad! Si vas a hacerlo, debe ser con protección: usa preservativo.

Sí, el truco siempre es el mismo y aquí te lo adelanto: el preservativo es el único método que, además de anticonceptivo —es decir, que impide el embarazo—, te protege de las infecciones de transmisión genital. En el siguiente capítulo te hablaré de él y de cómo utilizarlo en las distintas prácticas sexuales.

Antes de cerrar este apartado tan solo me gustaría recordarte que ninguna práctica sexual es obligatoria, en ningún caso. Hay personas que no practican el sexo oral, por ejemplo, simplemente porque no les apetece, ¡están en su derecho! Eso sí, si te apetece, no te cortes, la clave siempre es la misma: actúa en función de tus deseos y disfruta de forma responsable.

Mitos de la primera vez

Estar informados es lo más importante antes de hacer algo nuevo. Por eso, tu primera tarea consiste en eliminar falsas creencias respecto a las relaciones sexuales. Te iré contando algunas y, de regalo, añadiré información que te resultará útil.

¡Vamos allá! Y, para comenzar, te planteo un juego.

Encontrarás varias afirmaciones, seguidas por dos opciones. Piensa con sinceridad y marca el recuadro de la opción que crees correcta. ¡Eh, no vale leer la solución antes de responder! Veamos cuánto sabes y si cambian las cosas.

1. Cuando alguien mantiene relaciones sexuales, se le nota.

☐ **Cierto**. A las chicas, por ejemplo, se les comienzan a ensanchar las caderas y algunos chicos se vuelven más «robustos».

☐ **Falso**. Las relaciones sexuales no afectan para nada a nuestro cuerpo, ni a nuestro crecimiento, ni a nuestro desarrollo.

2. La primera vez duele.

☐ **Cierto**. Siempre, a las chicas se les rompe el himen y a algunos chicos, el frenillo.

☐ **Falso**. En ocasiones sí, un poco, pero no tiene por qué, depende de muchos factores.

3. En la primera vez es imposible que haya embarazo.

☐ **Falso**. Hay tantos riesgos como en el resto.

☐ **Cierto**. La primera vez está libre de riesgos.

4. Lo importante es hacerlo lo antes posible para así quitarse de en medio esa experiencia.

☐ **Cierto**. Cuanto antes se haga, mejor, claro que sí..., ¡y a disfrutar!

☐ **Falso**. Hacerlo por hacerlo es una auténtica tontería, lo importante es disfrutarlo.

5. Si mi pareja no es virgen, es mejor hacer lo que él o ella me proponga, porque seguro que sabe más y lleva razón.

☐ **Falso**. No ser virgen no asegura «saber más» ni mucho menos sentir más placer, y mis decisiones son tan importantes como las suyas.

☐ **Cierto**. ¿Por quién te vas a dejar llevar si no?

¿Qué tal ha ido? ¿Fácil? ¡Veamos cuáles eran las respuestas correctas!

Respuesta a la pregunta 1

¡Falso! Hay mucha gente que piensa que nuestro cuerpo cambia cuando tenemos relaciones sexuales. Es totalmente mentira. Ni los chicos ni las chicas sufrimos cambios corporales por disfrutar de nuestra sexualidad. Lo que suele ocurrir es que nuestras primeras relaciones sexuales coinciden con los cambios corporales de la pubertad, cuando nuestro cuerpo madura. Puede parecer que ambas cosas están relacionadas, pero no es así, no se nota.

Respuesta a la pregunta 2

No tiene por qué ser cierto. Vuelve al capítulo 2 y repasa los apartados en los que te hablo sobre el frenillo del hombre y el himen de la mujer.

Al margen de la anatomía, me pregunto: si algo duele... ¿para qué lo hacemos? ¿Quién repetiría una conducta que le hace sufrir? Pues, claro, la primera vez puede ser diferente o incómoda, pero... ¿produce tanto dolor como se teme? Si fuese así, ¿quién lo haría entonces? Déjame que te cuente un poco (empiezo por las chicas y luego sigo con los chicos).

Si supieses la cantidad de mujeres que temen su primera relación con penetración porque les han dicho que duele mucho y que sangrarán... A veces sienten incluso pavor y ese miedo es, precisamente, lo que provoca más dolor. Sí, las chicas se ponen nerviosas, se tensan, y eso hace que cualquier cosa que suceda refuerce sus miedos.

Además, para conseguir una penetración cómoda, el cuerpo de la mujer debe estar relajado. Los nervios impiden que los músculos se relajen, que la vagina se dilate para la penetración y que lubrique de forma adecuada. Viene a ser como intentar meter una pierna en la pata de un pantalón que te va cinco tallas más pequeño.

Como te digo, es más una cuestión psicológica que física. Las primeras veces siempre causan inquietud e inseguridad, sobre todo si se trata del ámbito sexual, en el que por lo general la información no es muy concreta.

Eso sí, está claro que durante la primera penetración es posible que se rasgue el himen. Esto es natural y totalmente normal, lo que produce es un pequeño sangrado (no más de una cucharada) y resquemor. Eso ocurre solo a veces... ¡y no es para tanto!

Así, el dolor en la primera relación puede ser debido bien a la rotura de este himen o bien porque simplemente la vagina no está acostumbrada a recibir un pene y debe acostumbrarse poco a poco (aquí viene la importancia de estar tranquila y relajada).

De todos modos, resulta muy sencillo saber cuándo continuar y cuándo parar, nuestro cuerpo nos lo estará diciendo: si me duele, paro; si todo va bien, continúo. Fácil, ¿verdad?

Un buen consejo para las chicas es que sean ellas quienes dirijan el pene hacia su cuerpo, así controlarás mejor y disfrutarás más.

¡EL SEXO ES ALGO QUE HAY QUE PRACTICAR PARA APRENDER!

En cuanto a los chicos, la mayoría temen perder la erección o eyacular muy rápido, dos cuestiones frecuentes cuando un hombre está nervioso o inseguro. Voy a tranquilizarte: si nunca «lo has hecho», es normal que no sepas cómo vas a reaccionar ni «cómo es la cosa».

Respecto a estos temas de «rendimiento», solo puedo recomendarte calma. Si algo no va bien, no pasa nada porque, como siempre repito, hay muchas primeras veces. La clave está en la práctica y en pasarlo bien, sea como sea.

Si hablamos de dolor, algunos chicos temen que su frenillo se rompa. Este miedo es mucho menos habitual que en el caso de las chicas, porque las probabilidades de que ocurra son muy pequeñas.

Si el frenillo se rompiese es porque es corto y delgado, pero también podría pasarte por un golpe, masturbándote o en cualquier otra situación. De hecho, en algunas culturas aún se sigue practicando la circuncisión, que consiste en retirar el frenillo y el prepucio del hombre para dejar el glande al descubierto.

¿Se te ha roto el frenillo? No pasa nada, necesitas unos días de recuperación pero no supone ningún riesgo. Es suficiente con cuidarlo, como con cualquier otra herida, o acudir al médico si quieres. Insisto: es poco habitual y podría ocurrir en cualquier otra situación.

De hecho, puedes ver un videotutorial sobre este tema.

25 **¿Se te ha roto el frenillo?**

Respuesta a la pregunta 3

El embarazo sucede cuando un espermatozoide fecunda el óvulo. Al eyacular, un chico emite ¡unos doscientos cincuenta millones de espermatozoides! Basta con que uno solo de ellos llegue hasta el óvulo, y lo haga una sola vez, para que lo fecunde... ¿Te imaginas al espermatozoide diciendo: «No, señor óvulo, como es la primera vez que mis compañeros y yo hemos llegado hasta aquí, no vamos a fecundarle esta vez, ¿vale?». ¡Claro que no! Da igual que sea la primera que la última, las probabilidades de embarazo son exactamente las mismas.

Mejor dicho, me retracto, las probabilidades son mayores ya que el nivel de fertilidad disminuye con la edad. Por eso, no te creas que «la primera vez» no comporta riesgos, por que sí los tiene, los mismos que cualquier otra vez. Te estoy hablando de embarazos no deseados y de infecciones de transmisión genital, dos cosas de las que hay que protegerse desde el minuto uno.

Respuesta a la pregunta 4

La primera vez no es ningún ritual, ni algo que tengamos que resolver lo antes posible. Para nada. Las primeras veces son para disfrutarlas, para probar y experimentar, para sentir diferente poco a poco. Como decía, hacerlo por hacerlo, porque sí o porque toca es ¡una auténtica tontería!

Por eso, te animo a que elijas a la persona adecuada y el momento adecuado. Es probable que no olvides esa primera vez y, ya puestos, más vale que el recuerdo sea bonito, ¿no crees? En general, siempre es más agradable recordar lo que se hace con una persona a la que quieres o con la que te encuentras a gusto. Piénsalo bien y busca un momento sin presiones. No hay prisa, podéis intentarlo hoy y seguir mañana, ¡qué más da! El objetivo, permíteme que insista, es única y exclusivamente pasarlo bien juntos.

Respuesta a la pregunta 5

¿Cómo va a ser verdadera esta afirmación si siempre te pido que decidas las cosas por ti mismo/-a y actúes en función de tus valores? Claro que sí, eso de dejarse llevar y no pensar las cosas no me gusta nada de nada.

Además, aunque tu pareja sea experimentada, eso no significa que sepa mucho más, solo que ya ha empezado a probar. Si yo te contara la cantidad de personas de más de treinta años que nunca han tenido un orgasmo o que siguen sufriendo infecciones por «hacerlo a pelo»... Tener más experiencia no siempre significa saber más, disfrutar más ni ser más responsable.

Por eso, decide por ti mismo/-a y negocia con tu pareja qué quieres y cómo lo quieres. Que tenga más experiencia no quiere decir que deba marcar el ritmo; al contrario, puedes ser tú quien vaya decidiendo. ¡Atención! Lo mismo ocurre si eres tú quien tiene más experiencia que tu pareja... Lo importante siempre es estar a gusto y llegar a acuerdos entre ambos, de manera que todo os resulte cómodo.

Insisto en esto porque, por desgracia, muchas personas acceden a tener relaciones sexuales o a llevar a cabo determinadas prácticas sin tenerlo claro, o incluso en contra de su voluntad, solo por el hecho de «dejarse llevar» y la excusa de que su pareja «sabe más que yo». ¿Recuerdas los acuerdos que te comenté en el capítulo anterior? ¡Pues toca aplicarlos!

Para acabar esta sección, y antes de pasar a la parte más «técnica» del asunto, no te puedes perder dos contenidos indispensables:

- Mi videotutorial sobre cómo planificar la primera vez te servirá para repasar y ampliar todo lo que te he contado.

26 **Planificar la primera vez**

- Un corto animado que hice con Fred Lammie sobre la primera vez, en el que se reflejan las inseguridades habituales de chicos y chicas, además de darle un toque de humor muy chulo.

27 **Inseguridades habituales**

Capítulo 8

Placer sin riesgos

Placer sin riesgos

Si algo tiene de malo ser humano es que casi todo lo que resulta placentero tiene un doble fondo desagradable: si comemos mucho chocolate, entonces podemos engordar; si hacemos mucho deporte, entonces podemos lesionarnos; si practicamos sexo sin protección, entonces puede haber un embarazo y/o una infección de transmisión sexual.

Lo bueno es que somos inteligentes y sabemos que, con responsabilidad, podemos hacer todas esas cosas (y muchísimas más) sin asumir riesgos. Precisamente eso es lo que quiero enseñarte en este capítulo: cómo ser responsable de una forma sencilla para que disfrutes al máximo sin tener que preocuparte por nada más.

En el caso de la sexualidad, hay dos cosas que debes tener en cuenta (y va muy en serio): un embarazo no deseado en este momento y la posibilidad de que te «pasen», o de que «pases», una infección de transmisión genital. Prevenir ambas situaciones es más fácil de lo que parece, así que...

¡Ah! Se me olvidaba, antes de empezar: infecciones de transmisión genital, enfermedades de transmisión sexual o enfermedades venéreas son solo distintas formas de llamar a lo mismo. El término que más se utiliza hoy en día es «infecciones de transmisión genital», o ITG, y por eso es el que voy a emplear de aquí en adelante.

Cómo evitar un embarazo no deseado

Ya sabes que, para que se produzca un embarazo, los espermatozoides (bueno, con uno basta, como ya te expliqué) deben alcanzar el óvulo dentro del cuerpo de la mujer. Pues entonces, con impedir que lleguen, ya lo tenemos todo hecho, ¡así de fácil! No, no es tan sencillo. El problema es que, a veces, nos arriesgamos demasiado durante las prácticas sexuales o no utilizamos bien los métodos anticonceptivos, lo que hace que la cosa se complique.

Cuando se dice «métodos anticonceptivos», se habla de cualquier acto, dispositivo o medicación que ayude a impedir que se produzca el embarazo. Saber elegir este método es importantísimo y lo primero que tenemos que conocer es que ninguno es efectivo al cien por cien. No, ningún método lo es porque la ciencia nunca es exacta. Además, ten en cuenta una cosa muy muy importante: gran parte de esa eficacia depende de que se usen correctamente, así que está en tu mano que funcionen bien.

Por sistema, los médicos suelen recomendar utilizar el preservativo a la gente soltera y joven, ya que es el único método que, además de evitar los embarazos que no se desean, protege de las ITG.

Pero, cuando ya tenemos más edad, cuando hemos encontrado una pareja estable, nos hemos comprometido a no mantener relaciones con otras personas o nos realizamos una analítica completa para descartar cualquier ITG, entonces los médicos optan por los anticonceptivos hormonales.

Otra opción que actualmente se lleva bastante es el doble método, que consiste en combinar el uso del preservativo con el método hormonal, de ello te hablaré más adelante.

Ahora te acompañaré en tu primer paso para una buena elección: conocer bien los distintos métodos que existen. Actualmente contamos con los siguientes:

MÉTODOS ANTICONCEPTIVOS

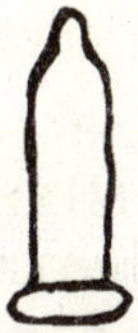

Condón masculino

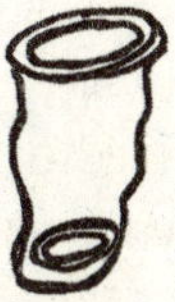

Condón femenino

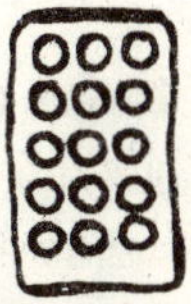

Píldoras anticonceptivas

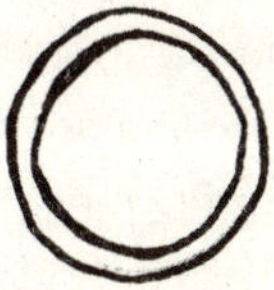

Anillo hormonal

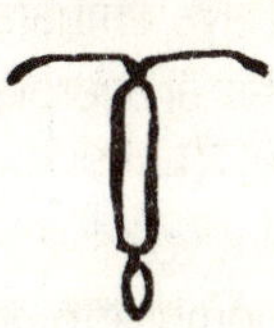

DIU

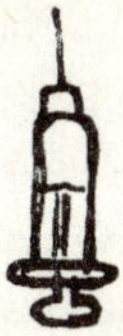

Inyección anticonceptiva

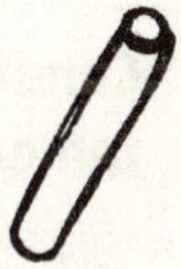

Implante

Marcha atrás

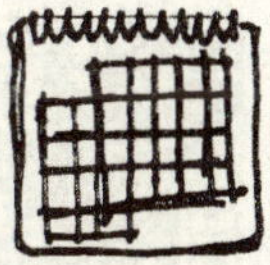

Calendario de días fértiles

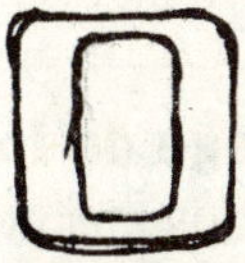

Parche anticonceptivo

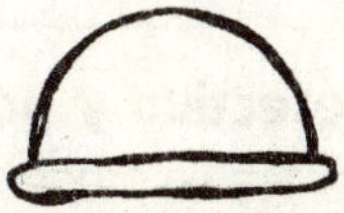

Diafragma

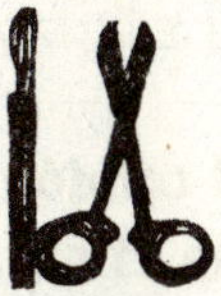

Métodos quirúrgicos

Como ves, son unos cuantos, así que voy a explicártelos uno a uno pero de forma sencilla, por grupos. Los métodos anticonceptivos con los que contamos actualmente se dividen en cuatro grandes categorías.

Los métodos de barrera

Son los que más te interesan en este momento porque el más famoso de ellos es el preservativo, y va a ser precisamente el que más te cuide.

Los llamamos así porque actúan como barrera para que los flujos y los cuerpos de las personas no entren en contacto directo entre sí. Consiguen que no haya embarazo pero también que no lleguen los virus y las bacterias al cuerpo de la otra persona, por lo que evitan el contagio de las ITG.

Como te decía, el preservativo es el método de barrera más famoso y puede ser tanto de hombre como de mujer. Los condones para chicas son menos conocidos, pero existen. En estos videotutoriales puedes ver cómo se utiliza cada uno de ellos.

28 **Condón masculino**

29 **Condón femenino**

Sobre los preservativos existen muchos mitos que hay que desmontar a la de ya. Algunos de los que escucharás son estos:

- **El condón es poco efectivo y no te protege de forma eficaz.** ¡Falso! ¡Mentira! El preservativo es muy efectivo, el problema es que no siempre lo utilizamos ni lo conservamos de forma correcta. Para que sea eficaz, hay que utilizarlo desde el principio, antes de penetrar ni una sola vez. Además, se tiene que colocar y retirar adecuadamente (¿has visto ya los dos videotutoriales anteriores?). Por último, hay que conservarlo evitando que esté a altas temperaturas, apretado o que sufra golpes y arañazos, porque eso hará que se rompa. Sí, como intuyes, llevar el condón bien apretado en la cartera o suelto dando botes por el bolso no es buena idea.

- **Los condones se rompen fácilmente.** ¡Anda yaaa! Totalmente mentira, puedes buscar en internet y encontrarás gente colocándoselo en la cabeza o inflándolo como un globo sin que se rompa. El problema viene por no conservarlos bien, como te explicaba antes, o cuando a la hora de ponerlo lo arañamos con las uñas o los anillos, ¡hay que tener cuidado!

30 **Consejos para evitar que el preservativo se rompa**

- **Si tienes alergia al látex, no puedes usar preservativos.** ¡También falso! Existen preservativos para hombres que no están fabricados con látex y, de los femeninos, ninguno contiene ese material.
- **Los condones cortan el rollo.** No hagas caso. Todo depende de ti, si no sabes verle la parte erótica y divertida... qué le vamos a hacer (sí, te estoy diciendo que eres un peñazo). Eso sí, siempre corta más el rollo no poder pasarlo bien por no querer ponerlo, tener un bebé dentro de nueve meses o pillar una enfermedad.
- **Con el condón no se siente nada.** ¡Otra mentira! Vale, acepto que la sensibilidad no es la misma que piel con piel,

pero ahora existen preservativos superfinos que apenas se notan y son igual de resistentes. Como te decía antes, menos se siente si tu pareja te dice que no quiere hacerlo por no usarlo.

Una vez desmontadas estas falsas creencias, te contaré algo más: muchísimos adolescentes quieren cuidarse de embarazos e infecciones y se complican demasiado con dudas y nervios, no seas tú de esos. Para evitar los miedos, basta con utilizar correctamente un preservativo: solo hay que colocarlo bien y conservarlo bien, nada más.

Además, no nos montemos historias, hay que utilizar solo un condón, bien sea de hombre o de mujer, pero nunca dos juntos. Muchos creen erróneamente que dos condones les protegerán más..., pero sucede exactamente al contrario: la fricción entre ellos los estropea y no sirven para nada, cero.

Yo siempre recomiendo utilizar el preservativo masculino porque es el método más accesible y económico (los encuentras incluso en los supermercados y son superbaratos, así que no te quejes) y, además, es el único —junto al femenino— que protege eficazmente tanto de embarazos como de posibles ITG.

El resto de los métodos que te voy a contar tienen un inconveniente: o no son del todo seguros o deben ser recetados por un médico-ginecólogo. Lo más probable también es que tengan algunos efectos secundarios y que solo sean recomendables para parejas de larga duración o con un alto compromiso de fidelidad (es decir, con menos probabilidades de transmitir ITG, claro).

Antes de pasar a otro grupo de anticonceptivos, se me olvidaba mencionar un método de barrera que quizá te suene: el diafragma. Actualmente casi no se usa porque su efectividad es baja, es complicado colocarlo dentro de la vagina de la mujer y, además, no protege de las ITG.

Los métodos químicos

Es el segundo grupo de anticonceptivos más importante para los jóvenes (bueno, y para lo que no lo son tanto). Están en este grupo todos los métodos que regulan las hormonas de las mujeres para que no puedan quedarse embarazadas cuando los están tomando, siempre que lo hagan correctamente. ¿Has leído con atención? Repito: «cuando los están tomando, siempre que lo hagan correctamente». ¡Ojo! Si los dejan o los toman mal, el embarazo puede ocurrir.

Al regular las hormonas, la mujer sigue teniendo su menstruación de forma regular, pero no ovula. Por tanto, si no hay óvulo, no puede haber fecundación y no puede haber embarazo.

Entre estos métodos están la famosa píldora, las inyecciones, el anillo vaginal, los parches, los implantes subcutáneos y los DIU. Su eficacia es altísima, pero, como siempre te digo, depende de su buen uso: en las píldoras, de que se tomen todos los días; en los parches, de que se cambien cada semana..., y así según las instrucciones de cada uno de ellos.

De los métodos hormonales o químicos se suelen temer sus efectos secundarios. Lógico, ya que en algunas mujeres han tenido consecuencias graves, pero siempre tienen una explicación y es esta: para elegir tu método anticonceptivo hormonal, debes dejarte asesorar por un ginecólogo.

Algunas mujeres se automedican con sus anticonceptivos. Esto es lo peor que pueden hacer. Si decides utilizar métodos químicos para evitar el embarazo, recuerda que estás jugando con tu salud y debes ser responsable. Para convencerte por completo, aquí tienes un tutorial en el que te hablo de la importancia de acudir al ginecólogo para optar por este tipo de anticonceptivos.

31 **La importancia de acudir al ginecólogo**

Los efectos más habituales que provocan los métodos hormonales son estos: regular la menstruación (se puede estimar la fecha prácticamente exacta en la que llegará la regla), reducir el dolor y aumentar el riesgo de problemas circulatorios, sobre todo en los primeros meses (mala circulación o incluso trombos). No obstante, como complemento, te dejo este vídeo sobre los efectos secundarios de los anticonceptivos hormonales.

32 **Efectos secundarios de los anticonceptivos hormonales**

Una cosa más: ¿tienes alguna amiga que tome la píldora para sus problemas de piel? Te lo pregunto porque los anticonceptivos hormonales también se utilizan en ciertos casos en los tratamientos médicos del acné. La pena es que muchas chicas se sienten muy seguras sabiendo que están protegidas del embarazo y apenas recuerdan lo peligrosas que son las ITG.

Por eso, si no tienes una pareja estable y no se ha descartado con una analítica que no existen infecciones, siempre es importantísimo utilizar el preservativo. Como te comentaba hace un rato, cuando se utiliza un método hormonal y además se usa el condón estamos protegidos con un «doble método». Cada vez más parejas toman esta opción porque así saben que estarán seguros no al cien por cien, sino ¡al doscientos por cien! Sobre el doble método, cómo no, también te dejo un videotutorial.

33 **El doble método**

Los métodos naturales

Estos métodos anticonceptivos son los menos fiables de todos. Utilizan el ciclo menstrual de la mujer, una serie de cálculos y algunos signos corporales para estimar si se está en un día fértil o no fértil. ¿Que cuál es el problema? Solo hay uno, pero tienes que grabártelo a fuego en tu cerebro: cualquier día es fértil, los días «no fértiles» no existen..., ni siquiera durante la menstruación.

¿Por qué? Porque las mujeres no somos máquinas y nos afectan muchísimos factores, ¿o acaso no conoces a nadie a quien se le haya adelantado o atrasado la regla porque sí? A todas nos ha pasado, y jugar a las apuestas en un tablero en el que nos jugamos tanto, no sé tú, pero a mí no me gusta nada. Recuérdalo siempre: durante la menstruación una mujer también puede quedarse embarazada.

Creo que te interesará saber más sobre cómo son los ciclos menstruales y qué factores de la vida diaria influyen en ellos, por eso te dejo este videotutorial.

34 **Ciclos menstruales**

Reconozco que te he dicho una mentirijilla. Sí hay un método natural infalible: la abstinencia (aunque, para muchas personas, resulta algo aburrida). El resto de los métodos naturales son difíciles de llevar a cabo, así como poco fiables para evitar un embarazo y nada seguros para evitar infecciones. Entre ellos están los siguientes:

- **Método del calendario o del ritmo.** Parte de la base de que con la menstruación no te puedes quedar embarazada (cosa que no es verdad al cien por cien), ni tampoco unos días antes ni unos días después (te digo lo mismo, no te confíes). En ocasiones, también tiene en cuenta síntomas corporales como el cambio de la temperatura o del flujo vaginal en torno o durante la regla.
- **El coito interrumpido o *coitus interruptus*** (¡toma latinajo!), más conocido como marcha atrás. Es uno de los métodos más utilizados, pero también de los menos fiables. Parten del supuesto de que es necesario eyacular dentro de la vagina para que haya embarazo..., pero no es así, ahora mismo te explico por qué. Desde que comienza a excitarse, el hombre pro-

duce el llamado «líquido preseminal» o «fluido de Cowper», un lubricante natural con una composición muy similar a la del semen. Aunque este líquido no contiene espermatozoides, sí arrastra consigo aquellos que se hayan quedado despistados en los conductos por los que viaja, con lo cual sale del cuerpo del hombre con ellos y puede provocar un embarazo no deseado. Además, ¿te imaginas pasarte todo el rato pensando que en cuanto se acerque el orgasmo te tienes que retirar?, ¿o planteándote si el chico será capaz de controlar lo suficiente? ¡Menudo suplicio! Dejémonos de rollos... Eso sí, si quieres más razones para no practicar la marcha atrás, aquí te dejo un videotutorial.

35 **Coito interrumpido, eyaculación fuera o marcha atrás**

- **El método Billings.** Tiene en cuenta los signos corporales, como los cambios en el flujo vaginal, para estimar si la mujer se encuentra en periodo fértil o no. Voy a serte sincera: falla más que una escopeta de feria.

Como cierre, aquí tienes un tutorial en el que te explico con más detalle los distintos métodos anticonceptivos naturales para que los conozcas mejor.

36 **Métodos anticonceptivos naturales**

Los métodos quirúrgicos

Están pensados para ser irreversibles, es decir, para siempre (aunque muchos de ellos, y cada vez más, son reversibles gracias a los avances de la ciencia), y evitar los embarazos de una vez por todas. En los hombres se practica la vasectomía, en la que se anulan los conductos por los que pasan los espermatozoides camino del exterior. En las mujeres se realiza la ligadura de trompas (las de Falopio, que conectan los ovarios con el útero) para que no haya más óvulos expuestos a la fecundación.

Estos métodos se llevan a cabo mediante la cirugía y generalmente optan por ellos personas adultas que saben al cien por cien que nunca querrán tener hijos (o más de los que ya tienen). Ni el cuerpo de los hombres ni el de las mujeres cambia por esta intervención. Eso sí, tampoco protegen de las ITG.

Para acabar este apartado y como cierre, te dejo un videorresumen de los distintos tipos de métodos anticonceptivos y cómo elegir entre ellos.

37 **Distintos tipos de métodos anticonceptivos**

Prevenir las infecciones de transmisión genital

Como te había contado antes, a lo largo del tiempo las infecciones de transmisión genital (ITG) han tomado distintos nombres, pero no importa, siempre son las mismas. Decimos «infección» cuando hablamos de un proceso en el que un microorganismo coloniza un cuerpo (sí, lo invade) y tiene entonces la capacidad de causarle alteraciones o daños de distinto tipo.

Por ejemplo: el virus de la gripe entra en tu cuerpo, ataca a tus defensas y hace que te suba la fiebre, tengas mocos y te encuentres fatal. Exactamente lo mismo ocurre con todas las infecciones que puede sufrir el ser humano.

Los microorganismos que causan las infecciones pueden ser virus, bacterias, hongos o parásitos. Te voy a hablar de cada uno de ellos. Va a ser tan fácil que cuando llegues a la próxima clase de Ciencias Naturales o de Biología, vas a dejar KO al profesor.

Pero antes quiero dejar claro que, cuando el microorganismo ya ha comenzado a hacer de las suyas en tu cuerpo, la infección puede llegar a provocar una enfermedad... o no, dependerá de tus propias defensas. Por ejemplo, el virus de inmunodeficiencia humana (VIH) puede entrar en el cuerpo humano y vivir un tiempo peleándose con sus defensas; solo si las vence, si gana, se desarrollará el síndrome de inmunodeficiencia adquirida, es decir, el sida.

Por ese motivo, porque tus defensas no son exactamente iguales a las mías o a las de cualquier otro, hay personas que transportan los virus en su cuerpo sin llegar a desarrollar una enfermedad, mientras que otras se ponen enfermas a la primera de cambio. Todo depende de las resistencias de cada cuerpo. Eso sí, ten presente que, aunque no sufras la enfermedad, sí que puedes transmitir el virus a los demás.

Ah, y una cosa más: recuerda que existen enfermedades que no son producidas por la infección de microorganismos, si no por otras causas. Por ejemplo, puedes tener problemas de garganta por hablar siempre a gritos, eso no tiene nada que ver con los virus.

Bien, si nos centramos en las ITG, tienes que saber que hay distintos tipos y, a la hora de clasificarlas, lo más importante es saber distinguir las infecciones víricas (producidas por virus) de las infecciones bacterianas (producidas por bacterias).

Aunque bacterias y virus son dos microorganismos igualmente invisibles al ojo humano, tanto unas como otros están presentes en todo nuestro cuerpo de forma natural y, de hecho, son los responsables de la mayoría de nuestras infecciones y enfermedades.

La diferencia entre ellos que más nos importa, al margen de las infecciones que provocan, es la forma en que se reproducen (vale, todo el rato le estamos dando la vuelta a lo mismo en este libro, ¿a que sí?).

Las bacterias se reproducen por división celular, como lo hacen el resto de las células de nuestro organismo: hacen fotocopias de sí mismas y así aumentan en número. Sin embargo, los virus no pueden multiplicarse por sí mismos como las bacterias. ¿Y qué hacen entonces los virus para reproducirse? Pues atacar a otras células, ¡las células de nuestro cuerpo! Toman una de nuestras inocentes células e introducen dentro de su cuerpo sus genes para convertirlas en un nuevo virus. ¡Igual que los vampiros!

Pues bien, toda esta información te interesa para saber una cosa: las enfermedades producidas por bacterias se curan con medicación, pero aquellas cuyo causante es un virus no. Así es, algunas ITG todavía no tienen cura...

En el caso de las infecciones provocadas por bacterias, el tratamiento y la cura son sencillos. Los antibióticos atacan a las bacterias destruyéndolas o evitando que se reproduzcan. El problema es que, como las bacterias pueden adaptarse a distintos ambientes, estas pueden llegar a desarrollar resistencia a los antibióticos, de ahí la importancia de que hagas un uso adecuado de ellos y no te automediques.

Pero los virus son resistentes a los antibióticos. Realmente no hay posibilidad humana de eliminarlos y, aunque existen fármacos que permiten frenar su reproducción, no puedes hacer mucho más. Por ejemplo, cuando tienes una gripe, los medicamentos que tomas no combaten los virus, sino que únicamente te ayudan a eliminar los síntomas de la enfermedad mientras nuestro sistema inmunitario se encarga de todo lo demás.

La diferencia entre la gripe y el sida, por ejemplo, es la gravedad de la infección. La gripe es un enemigo «fácil» para nuestras defensas, pero el sida es un marronazo mucho más serio. Además, hay un problema añadido: muchas ITG, incluido el sida, no tienen apenas síntomas hasta que las cosas se complican de verdad.

Eso sí, algunas vacunas son útiles contra determinados virus y bacterias. Seguro que has oído hablar de la vacuna del papiloma, una de las ITG más peligrosas hoy en día y de la que te hablaré más adelante. Pero, por desgracia, para algunas infecciones como el VIH, el herpes o la hepatitis C aún no existe tal remedio.

¿Qué te parece si vemos algunas ITG y averiguamos cuáles son sus síntomas para que sepas reconocerlas (ojalá no te haga falta) y cómo prevenirlas? Vamos allá... y recuerda que las tres ITG más frecuentes son producidas por bacterias y, por tanto, tienen cura (con antibióticos):

- **La gonorrea.** Cuando una mujer tiene gonorrea, su flujo vaginal comienza a ser más abundante y/o amarillento, tiene molestias al orinar, trastornos menstruales, cansancio y otros síntomas. Los hombres, por su parte, generalmente tienen secreciones amarillentas o verdosas, irritación al orinar u orina de color turbio. Si la enfermedad no se cura a tiempo, la gonorrea puede llegar a provocar esterilidad tanto a los hombres como a las mujeres.

- **La clamidia.** Esta bacteria se queda a vivir en la uretra del hombre, lo que hace que tenga secreciones amarillentas o molestias al orinar. Sin embargo, en la mujer prefiere vivir en el fondo de la vagina o en el cuello del útero, lo que la convierte en muy difícil de detectar si no se va al ginecólogo. Los síntomas que provoca en las mujeres son dolores en el vientre, molestias al orinar y flujo abundante o amarillento. A la larga, y si no se cura, provoca esterilidad como la gonorrea.
- **La sífilis.** Es una de las ITG más conocidas y se manifiesta con una úlcera rojiza en los genitales, en la boca o en el ano. Después, desaparece la úlcera, a la que la mayoría de la gente apenas da importancia, y comienzan a aparecer síntomas más peligrosos, como alteraciones en la piel y malestar general. Por último, si la sífilis no se cura, acaban afectados casi todos los órganos del cuerpo con parálisis, artritis, dolores, pérdida de sensibilidad y otros síntomas. ¡Es supergrave!

A continuación encontrarás las tres ITG más conocidas causadas por virus. Recuerda que, cuando se adquiere una infección vírica, se pueden aliviar sus síntomas, pero son ellos los que deciden si se quedan a vivir en nuestro cuerpo.

- **El herpes.** Se transmite por contacto piel con piel y puede ser genital o no. ¿Has visto alguna vez un herpes en los labios? Pues imagínate lo mismo en los genitales... ¡Ouch, duele un montón! Además de las llagas típicas, puede provocar fiebre, malestar general, inflamación y otros síntomas. Esta infección preocupa tanto que tiene para sí sola un videotutorial.

38 **Herpes**

- **Las verrugas genitales o papiloma.** Las verrugas que provoca el virus del papiloma humano (VPH) se transmiten por el contacto piel con piel. En los chicos suelen ser menos habituales aunque, cuando surgen, aparecen en el glande, el escroto o el ano. En las mujeres, sin embargo, pueden aparecen en la vulva, en todo el aparato interno (vagina, útero...) o en el ano. Puede aparecer una verruga sola o en grupo. Hoy se sabe que este virus está relacionado con el cáncer de cuello de útero (justo la zona en la que la vagina se une con el útero, también conocida como cérvix), de ahí que haya que ir con cuidado. Por eso se ha extendido el uso de la llamada «vacuna contra el papiloma», de la que te hablo con detenimiento en este videotutorial.

39 **Vacuna contra el papiloma**

- **El VIH.** El virus de inmunodeficiencia humana provoca, a la larga, la enfermedad conocida como «sida». Se manifiesta a través de una serie de síntomas generales que suelen hacer pensar a la gente que se trata de gripe u otra enfermedad leve. El VIH va acabando con las defensas de nuestro organismo y así, ante cualquier enfermedad, las cosas se complican muchísimo, porque no hay cómo vencerla. Por suerte, hoy muere menos gente a causa del VIH que hace unas décadas gracias a que la ciencia ha avanzado muchísimo.

¿Recuerdas que al principio te hablé de otros dos tipos de microorganismos? Pues bien, voy a hablarte de algunas ITG producidas por ellos. Las dos ITG causadas por hongos y más conocidas son:

- **La candidiasis.** Esta infección, más frecuente de lo que se piensa, está causada por el hongo *Candida* y se transmite por contacto sexual y por la ropa. También puede producirse en las chicas por un exceso de higiene (que acaba con las barreras naturales de la vagina) o de humedad, la toma de antibióticos o incluso por factores psicológicos... Sus síntomas en la mujer son picor genital y flujo espeso y blanquecino. En el hombre suele manifestarse con picor y enrojecimiento del glande.
- **La amibiasis.** Se trata de una enfermedad producida por amebas, unos «bichitos» que viven en el intestino grueso y acaban provocando úlceras. Generalmente se transmiten por el sexo anal y sus síntomas suelen ser diarreas, dolores abdominales, heces con sangre, úlceras alrededor del ano y otras cosas nada agradables. A la larga, si no es tratada, puede llegar a causar la muerte.

¡ATENCIÓN!

Hay unos parásitos que producen una de las ITG más conocidas: las ladillas, algo muy parecido a los piojos pero a nivel genital. Las ladillas viven en el vello del pubis o de otras zonas del cuerpo y se transmiten por contacto directo e incluso por la ropa. Generalmente pueden verse a simple vista y provocan picores o pequeños puntos de sangre en la zona púbica. Su tratamiento pasa por afeitarse la zona íntima y utilizar determinados jabones, entre otros remedios.

¿Cuál es la conclusión? Es muy simple: tienes que prestar atención siempre a signos como picor, dolor, irritación, rojeces, verrugas, úlceras o cualquier cambio en el olor o el color del flujo, de la piel o de la orina que te parezca extraño. Ante cualquiera de estos signos, ¡al médico de cabeza!

SÍNTOMAS Y SIGNOS DE LAS ITS MÁS FRECUENTES

Úlceras	Heridas y/o ampollas en los genitales, ano o boca.
Descargas de flujo	Salida de pus o líquido a través de la uretra en el hombre, del cuello uterino o la vagina en la mujer, o a través del ano en ambos.
Verrugas	En los genitales, ano o boca.
Dolor	En la parte inferior del abdomen, inflamación en las ingles y/o dolor durante las relaciones sexuales.

Como ves, la mayoría de las ITG pasan bastante desapercibidas. Puesto que ahora ya sabes de qué va esto, ten en cuenta lo siguiente:

- Si mantienes relaciones de riesgo es importante hacerse analíticas completas de ITG para descartar que padezcas alguna.

Es importante saber que, para que el resultado de la analítica sea fiable, deben haber pasado al menos seis meses después de la relación sexual de riesgo.

- A las personas que tienen una ITG no se les nota, por eso que alguien esté aseado o parezca sano no asegura nada. De hecho, la mayoría de la gente que padece una ITG en el mundo ni siquiera lo sabe.
- La higiene no asegura nada, podemos ser muy limpios (la higiene siempre es fundamental) y padecer igualmente una ITG.

Cuando hablo de una «relación sexual de riesgo» me refiero al hecho de mantener relaciones sexuales con una persona que, a su vez, las ha mantenido con otros anteriormente (por tanto, no es virgen), de la que no tienes una analítica completa de ITG que descarte su presencia, y con la que no has utilizado el preservativo.

Insisto de nuevo, da igual lo mucho que conozcas a tu pareja y lo buena persona que sea: solamente una analítica dice la verdad sobre este tema. Eso sí, cuando ninguno ha mantenido relaciones sexuales previamente con otras personas, la posibilidad de aparición de una ITG es realmente mínima, por no decir que es imposible.

De acuerdo, me repito, pero quiero volver a la idea de que en las relaciones sexuales el preservativo es el único método que cuida frente a la mayoría de las infecciones de transmisión sexual y evita, además, los embarazos no deseados. Pero ¿cómo utilizarlo en las distintas prácticas sexuales?

Para cuidarnos en las relaciones de penetración vaginal o anal (coito), la solución es fácil: usar condón masculino o femenino, el que prefiramos. Tened en cuenta que solo usaréis uno, vigilad su fecha de caducidad y la colocación y retirada correctas.

PRESENVATIVO FEMENINO

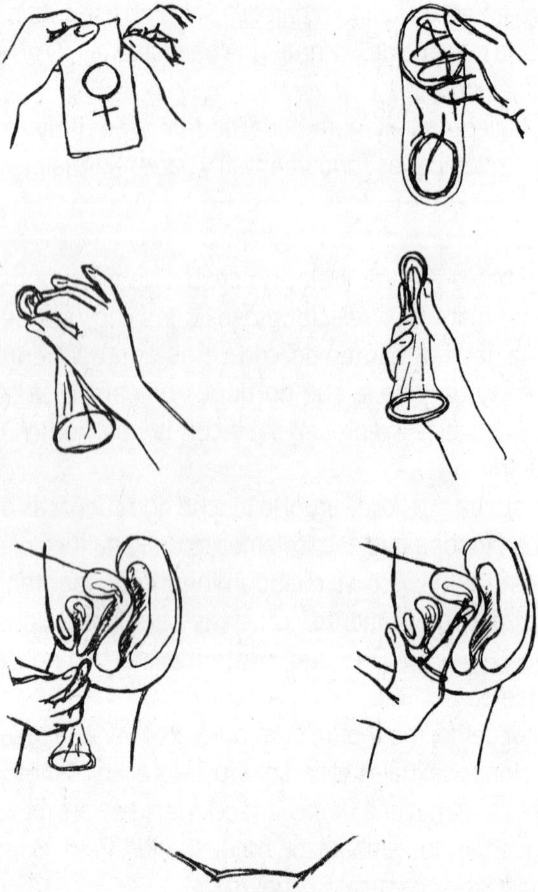

PRESENVATIVO MASCULINO

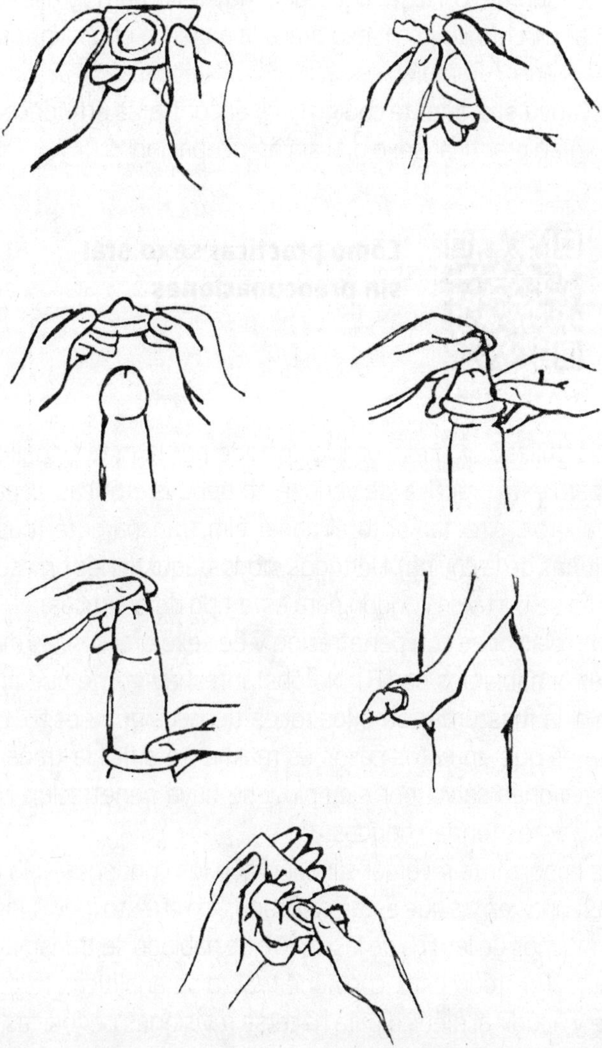

Como repaso, además de los videotutoriales que tienes al comienzo de este capítulo, aquí te dejo unos esquemas.

Y en el sexo oral ¿cómo cuidarse? A la hora de practicar una felación (sexo oral al hombre) es importante que este lleve colocado un preservativo. Hasta aquí todo muy fácil, pero ¿y a la hora de practicar un cunnilingus (sexo oral a la mujer) o un anilingus (sexo oral en el ano)? ¡También es fácil!

Escanea el siguiente código QR y encontrarás un videotutorial sobre cómo practicar sexo oral sin preocupaciones:

40 **Cómo practicar sexo oral sin preocupaciones**

Puedes utilizar un preservativo cortado por la mitad, toallitas de látex para esta práctica (se venden en tiendas eróticas) o, para los más caseros, directamente el papel film transparente (busca en los cajones de la cocina). De todos modos, aquí tienes un esquema de cómo se corta un condón para este tipo de prácticas.

Las relaciones con penetración y de sexo oral son las más peligrosas si hablamos de ITG. No obstante, hay gente que me pregunta si la masturbación o los roces tienen algún riesgo. La respuesta es que en estos casos es realmente difícil la transmisión de infecciones salvo, por ejemplo, que haya penetración con los dedos y estos tengan heridas.

Es importante recordar también que los condones solo protegen las zonas en las que están colocados, no el resto (pubis, ingles...), y que muchas de las ITG de las que te he hablado se transmiten por contacto. Por todo esto, conviene realizarse analíticas frecuentemente y acudir al médico para hacerse revisiones periódicas.

Para cerrar este capítulo, gracias a este código QR encontrarás un resumen de las principales ITG y cómo reconocerlas.

41 **Principales ITG**

PRESERVATIVO PARA SEXO ORAL

Cómo evitar el contagio de ITG
durante el cunnilingus y el anilingus

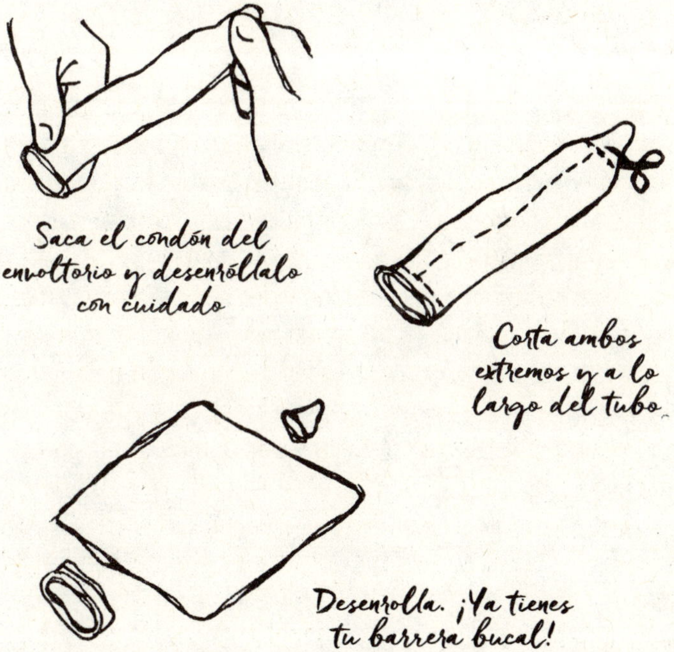

Capítulo 9

Vamos un poco más allá...

Vamos un poco más allá...

Ya has avanzado mucho desde que empezaste a leer este libro, conoces mejor tu cuerpo, lo que te gusta y cómo te gusta, y conoces también los cuerpos de los demás. Ya sabes cómo dar el primer beso y cómo cuidarte en las relaciones sexuales... ¿Qué te parece si vamos más allá?

Claro, porque una vez haya acabado todo este descubrimiento, ¿queda más por hacer? Cuando ya se tiene una pareja estable y se lleva un tiempo con ella, ¿queda algo más por experimentar o por probar? Pues claro que sí.

A medida que te vayas implicando en nuevas relaciones y viviendo nuevas experiencias, te darás cuenta de una cosa: cuando alguien te dice «no cambies nunca» está muy equivocado, porque, en realidad, ¡estamos cambiando todo el tiempo!

Cuando tus hormonas dejan de estar revolucionadas comienzas a madurar, ves las cosas desde otra perspectiva y te lo tomas todo con más calma. A medida que vas creciendo, tus relaciones se vuelven más tranquilas, tus dudas se despejan y tu experiencia da paso a la seguridad que antes te faltaba.

No obstante, te diré una cosa desde la sinceridad absoluta: los mayores no son tan diferentes de los jóvenes. Las personas de cincuenta años tienen las mismas inseguridades a la hora de ligar que las de veinte, y las discusiones de pareja pueden ser exactamente las mismas cuando se llevan dos años juntos que cuando se llevan veintidós.

No temas crecer porque siempre vas a mantener tu naturaleza, y eso es lo más importante. En este libro te he aportado mucha teoría, ¡tú pones la práctica! Espero, eso sí, que esa práctica siempre sea desde lo que verdaderamente te apetece.

Qué te apetece y qué te deja de apetecer depende también de las circunstancias personales. No te voy a engañar: cuando uno se convierte en adulto, las cosas suelen complicarse. Probablemente, a medida que pasa el tiempo comprobarás cómo a veces apetece más quedarse con «tu churri» bajo la mantita viendo una película que salir por ahí de farra. Y quizá también compruebes que esas ganas de estar todo el día «dale que te pego» disminuyen, y que esa relación de pasión que teníais antes ahora está mucho más calmada.

Con las relaciones largas, el deseo sexual disminuye. Es totalmente normal, sí, ¡pero no te des el lujo de caer en el aburrimiento! Cuidar la chispa en una pareja de largo tiempo puede ser difícil y, llegados aquí, lo más importante va a ser, sin duda, la creatividad.

Al principio todo es genial, todo es novedad y todo son ganas de hacer cosas juntos. Luego, cuando ya conoces a tu pareja y no te sorprende, cuando ya no te queda nada por descubrir, eso hace que caigamos en la rutina. Ante eso, ante el menor indicio de aburrimiento, tienes que volver a sorprender a tu pareja, proponerle planes nuevos, probar nuevas practicas sexuales, echar nuevos piropos..., ¡lo que sea con tal de no caer en la monotonía!

La clave es la creatividad. ¡Ah, y entenderse bien! Si supieras la cantidad de parejas que vienen a mi consulta por su mala comunicación... Hace falta esfuerzo y paciencia. Cuando comenzamos a convivir juntos, hombres y mujeres nos damos cuenta de que somos tan diferentes que parecemos hablar distintos idiomas.

Tal como lo lees. Se dice que ellos son más prácticos y ellas más emocionales, que ellas no saben pedir las cosas y que ellos no saben leer entre líneas, que ellos necesitan su espacio para resolver sus problemas y ellas solo necesitan hablar..., ¡y suele ser así!

Hombres y mujeres somos muy diferentes, y para entendernos ¡tela marinera! Una cosa curiosa: la mayoría de las mujeres cuando están enfadadas no quieren tener relaciones sexuales ni locas; sin embargo, ellos se comunican superbién a nivel sexual y es «echar uno y solucionado». ¿Qué te parece? ¿Cómo llevarías tú esta situación?

¡Ay, cuánta falta nos hace experimentar cosas nuevas para aprender, para formarnos opiniones y para disfrutar! Por eso te animo a sexperimentar y a formarte tu propia opinión de las cosas, tus propios gustos y tus propios criterios.

Guarda este libro en un lugar donde puedas volver a él siempre que tengas dudas y que lo necesites.

¡SAL A COMERTE EL MUNDO!

¡SEXPERIMENTA!

Anexo

Centros de atención sexual

Centros de atención sexual

Los centros de atención sexual son organismos u oficinas públicas a las que todo el mundo, especialmente los jóvenes, puede acudir para informarse sobre cualquier tema relacionado con la sexualidad. Tienen una gran ventaja: la atención es anónima y, por lo general, gratuita.

Podría haber elaborado un listado de webs interesantes para que ampliases tu información con ellas, pero seguro que eso sabes buscarlo bien por tus propios medios, ¿verdad? Por eso, para que te sirva de guía, aquí te dejo algunas direcciones de centros de referencia en cada comunidad autónoma. Seguramente alguno estará cerca de donde vives o bien puedes contactar con ellos por teléfono, por correo electrónico o mediante un formulario confidencial.

¡Ah, y recuerda que en *Sexperimentando* (www.sexperimentando.es) encontrarás la respuesta a muchas de tus dudas o preguntas!

CENTRO JOVEN DE ATENCIÓN A LA SEXUALIDAD (CJAS)

Federación de Planificación Familiar de España (FPFE)
Tel. 636 924 161
WhatsApp: 915 316 655

ANDALUCÍA

Yaperollama. Junta de Andalucía

www.juntadeandalucia.es/temas/familias-igualdad/jovenes/salud.html
Tel. 900 922 040

App Olimpia
Teléfono de Información Sexual y Reproductiva
Consejería de Salud

Tel. 900 850 100

ARAGÓN

Asesoría afectivo-sexual para jóvenes
Gobierno de Aragón
Instituto Aragonés de la Juventud

Tel. 976 716 882

ZARAGOZA

Infojoven

www.zaragoza.es/sede/portal/juventud/info-joven/
Pza. San Carlos, 4
50001 Zaragoza
Tel. 976 721 800
zaragozajoven@zaragoza.es

HUESCA

Asesoría Sexológica de Huesca

www.huesca.es/areas/juventud/asesorias/asesoria-sexologica
Centro Cultural Manuel Benito Moliner
Plaza Alcalde José Luis Rubió, s/n
22005 Huesca
Telegram: 679 35 96 25
WhatsApp: 609 226 032
asexoria@huesca.es

ASTURIAS

Centro de Atención Sexual de Avilés (C.A.S.A.)

Edificio Fuero
Fernando Morán, 26
33401 Avilés
https://aviles.es/centro-de-atenci%C3%B3n-sexual#contacto
centroatencionsexualaviles@gmail.com
Instagram: centrodeatencionsexualdeaviles

Astursex ONG

Tel. 610 410 479

BALEARES

PalmaJove Sexconsulta

www.palmajove.es/portal/PALMAJOVE
Sant Pere, 6
07012 Palma de Mallorca
Tel. 971 725 501

CANARIAS

ConseXus. Dirección General de Juventud de Canarias

Tels. 928 11 57 94 / 922 92 25 21
https://consexus.com
Instagram: conectaconsexus

FUERTEVENTURA

Punto de Información Sexual (PIS) del Cabildo de Fuerteventura

Primero de Mayo, 88.
35600 Puerto del Rosario
Tels. 928 852 030 / 928 532 409

TENERIFE

Asesoría de Sexualidad Juvenil (CIIADJ) del Cabildo de Tenerife

www.tenerife.es
Bethencourt Alfonso, 17 (antigua San José)
Santa Cruz de Tenerife
Tel. 901 515 151

CANTABRIA

Espacio Joven. Ayuntamiento de Santander

www.juventudsantander.es
Cuesta del Hospital, 10
39008 Santander
Tels. 942 203 028 / 942 203 029 / 942 200 761
juventud@santander.es

CASTILLA-LA MANCHA

ALBACETE

Centro Joven de Atención Sexual (CJAS)

www.albacetejoven.es
Doctor Collado Piña, 14
02003 Albacete
Tel. 967 51 10 68
saludsexual@ayto-albacete.es

CASTILLA Y LEÓN

Teléfono de Información Sexual para Jóvenes Junta de Castilla y León

Tel. 900 10 44 13
infosexualidad@jcyl.es

CATALUÑA

Centre Jove d'Anticoncepció i Sexualitat (CJAS)

www.centrejove.org
La Granja, 19 baixos
08024 Barcelona
Tel. 93 415 10 00
WhatsApp: 687 748 640
administracio@centrejove.org

COMUNIDAD VALENCIANA

ALICANTE

Infosex Joven. Concejalía de Juventud del Ayuntamiento de Alicante

Virgen de Belén, 11
03002 Alicante
Tel. 965 149 666
asesoriainfosex@gmail.com

VALENCIA

Instituto Valenciano de la Juventud (IVAJ)
Tel. 963 108 570
info_ivaj@gva.es

EXTREMADURA

Instituto de la Juventud de Extremadura
Paseo de Roma, s/n, Módulo E
06800 Badajoz
Tel. 900 500 800
ije.ctjd@juntaex.es

GALICIA

A CORUÑA

Centro de Anticoncepción e Sexualidade
Ronda de Nelle, 186, baixo B
15010 A Coruña
Tel. 881 916 869
centroxove@yahoo.es

LA RIOJA

Centro de Planificación Familiar
Rodríguez Paterna, 23
26001 Logroño
Tel. 941 29 78 56

Centro de Atención a la Salud Sexual y Reproductiva
Hospital General de La Rioja
Tels. 941 297 856 / 941 297 330

MADRID

Centro Joven de Anticoncepción y Sexualidad

www.centrojoven.org
C/ Vicente Ferrer, 86
Tel. 91 531 66 55
WhatsApp: 636 924 161

NAVARRA

Instituto Navarro de la Juventud. Departamento de Vivienda, Juventud y Políticas Migratorias del Gobierno de Navarra

Yanguas y Miranda 27, bajo
31003 Pamplona
Tel. 848 42 39 00
WhatsApp: 650 80 13 64
juventud@navarra.es

Centro Andraize
(Centro de Atención a la Mujer)

Avda. San Cristóbal, s/n (Barrio de la Chantrea)
31015 Iruña-Pamplona
Tel. 848 422 766

Centro de Atención a la Mujer
(Centro de Salud de Tudela-Santa Ana)

Juan Antonio Fernández, 12
31500 Tudela
Tel. 948 848 120

PAÍS VASCO

ÁLAVA

Asexoría. Centro Cívico El Campillo

www.vitoria-gasteiz.org
Santa María, 4
01001 Vitoria-Gasteiz
Tel. 945 16 15 83
asexoria@vitoria-gasteiz.org

GUIPÚZCOA

Servicio de Orientación Psicosexual de la Universidad

Unibertsitateko Orientabide Psikosexualerako Zerbitzua
EHU-UPV Gipuzkoako Kanpusa, Ibaeta
Edificio Ignacio M.ª Barriola (Aulario) Pza. Elhuyar, 2, 1.º
20018 Donostia-San Sebastián
Tel. 943 018 309
svrsudop@sv.ehu.es

Servicio de Sexología
Ayuntamiento de Arrasate-Mondragón

Biteri etorbidea, 3
20500 Arrasate/Mondragón
Tel. 943 252 066
WhatsApp: 747 402 140
sexologia@arraste.eus

Biluzik. Sexologia Zerbitzua Gazte Gunea. Kultur Etxea

Pza. Nafarroa, 3
20870 Elgóibar
Tel. 943 741 461
biluzikzerbitzua@yahoo.es

VIZCAYA

Bermesex. Sexu Aholkularitza Zerbitzua

Gazte Informazio Bulegoa
Erreten Lamera, s/n
48370 Bermeo
Tel. 946 178 158
bermsex@bermeo.org

MURCIA

Asesoría Psicosocial para Jóvenes
Informajoven. Ayuntamiento de Murcia

Cronista Valcárcel, s/n
30008 Murcia
Tel. 968 358 600
asexjoven@ayto-murcia.es

CEUTA

Teléfono de Información Sexual
Consejería de Sanidad y Consumo

Tel. 900 152 368

MELILLA

Viceconsejería de Juventud

Pabellón Deportivo Guillermo Garcia Pezzi
La Azucena, S/N
52006 Melilla
Tel. 952 976 166
juventud@melilla.es